DE L'INTERVENTION CHIRURGICALE

DANS LA

RÉTENTION D'URINE

A. PARENT, imprimeur de la Faculté de Médecine, rue Mr-le-Prince, 31.

DE

L'INTERVENTION CHIRURGICALE

DANS LA

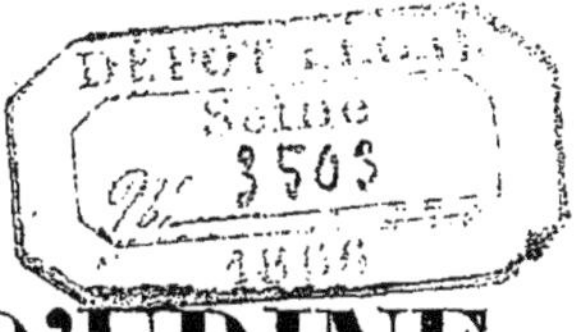

RÉTENTION D'URINE

PAR

CHARLES SPIESS

DOCTEUR EN MÉDECINE DE LA FACULTÉ DE PARIS

Ex-interne en Médecine et en Chirurgie des hôpitaux de Paris,
Membre de la Société anatomique, de la Société d'anthropologie,
Médaille du Gouvernement (Choléra, 1865).

PARIS

ADRIEN DELAHAYE, LIBRAIRE-ÉDITEUR

PLACE DE L'ÉCOLE-DE-MÉDECINE

1866

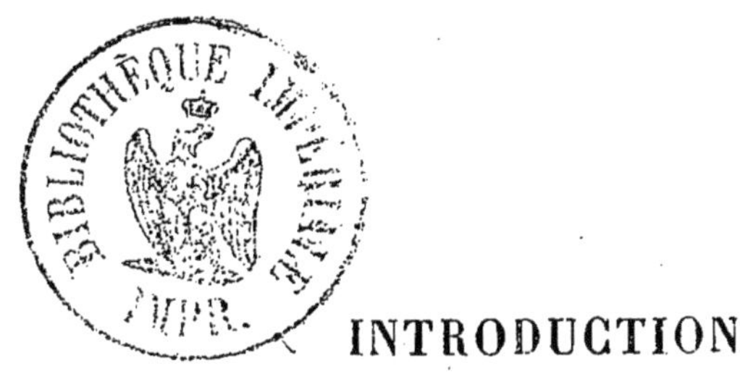

INTRODUCTION

> Nous appelons indications, en chirurgie, ce que le chirurgien se met devant les yeux comme une *enseigne* pour adviser quel moyen il doit employer pour préserver et guérir les personnes.
>
> (PARÉ, *Œuvres complètes*, t. I, p. 81 ; Paris, 1840.)

Lorsque l'urine, accumulée dans la vessie, ne peut être expulsée par l'action régulière de cet organe, l'on dit qu'il y a rétention d'urine.

Les causes nombreuses de cet accident sont locales et générales : locales, lorsque la rétention est produite par une lésion, un trouble fonctionnel de l'appareil urinaire ; générales, quand elle est sous la dépendance d'une affection complexe, comme une fièvre grave, une névrose, etc.

Au point de vue étiologique, l'on peut aussi diviser les rétentions d'urine en deux groupes, selon qu'il existe ou non un obstacle matériel à la miction. La rétention est plus ou moins complète.

Sans nous arrêter à l'explication des faits, aux causes de l'inertie vésicale, au rôle que jouent les obstacles uréthraux, nous dirons que, s'il n'existe aucun obstacle matériel à la miction, la vessie se laisse distendre sans faire éprouver au malade de grandes douleurs et sans réaction générale bien manifeste ;

Que, dans le cas d'obstacle matériel au cours de l'urine, la vessie lutte contre l'obstacle.

« Cette lutte provoque des douleurs souvent atroces, une réaction générale vive, de la fièvre, une inflammation plus ou moins grande des parties situées en arrière de l'obstacle, et qui sont dilatées malgré leur résistance. Si la rétention (par obstacle) persiste, deux choses peuvent se produire :

« 1° L'obstacle peut céder, et l'incontinence survient. Mais le malade est menacé de voir à chaque instant reparaître l'impossibilité d'uriner. Souvent d'ailleurs l'écoulement est insuffisant, et, dans ce cas, l'incontinence ne fait qu'atténuer, mais n'empêche pas les effets qui vont suivre.

« 2° L'obstacle ne cède pas ; la rétention est complète ou à peu près. Les parties distendues se rompent. Il survient des abcès urineux, des fistules, des infiltrations urineuses, etc. ; puis encore la résorption urineuse, le délire, le coma et la mort...

» Toutefois, cette opposition entre les phénomènes qui se passent dans les cas d'inertie vésicale et dans le cas d'obstacle n'est point absolue. Une rétention par paralysie peut amener l'inflammation de la vessie, des uretères et des reins, la purulence des urines ; mais toujours, dans ce cas, la réaction est peu énergique, lente à s'établir. » (1)

L'histoire des ruptures (2), des ulcérations de la vessie et de l'urèthre (3) ; celle des lésions rénales (4), des fistules urinaires qu'Ambroise Paré regardait comme tou-

(1) Brault. Thèse de Paris, 1863, p. 30.

(2) Houël. *Des plaies et des ruptures de la vessie.* Thèse d'agrégation, 1857.

(3) Caudmont. *Bulletins de la Société anatomique*, 1859, p. 340.

(4) Civiale. *Médecine pratique*, 1860, t. III, p. 310 à 315.

jours incurables (1), ne peuvent trouver place ici, non plus que l'intoxication urémique, l'infection urineuse, purulente (2).

Le traitement de la rétention a pour but d'éviter les conséquences de l'accumulation de l'urine dans la vessie, de prévenir enfin le retour de cet accident; il est palliatif et curatif.

Le traitement curatif s'adresse à la cause même de la rétention, il embrasse la thérapeutique entière des lésions de l'urèthre, de la vessie et bien au-delà; nous n'avons pas la prétention d'aborder ce sujet.

Le traitement palliatif remédie aux accidents les plus pressants de la rétention d'urine; il comprend des moyens médicaux et chirurgicaux.

Les moyens médicaux (antispasmodiques, antiphlogistiques) combattent avec avantage les spasmes, les inflammations : ces éléments vitaux, en quelque sorte, de la rétention d'urine.

Mais, si l'on ne peut nier que les bains, les saignées générales et locales soient souvent utiles, il faut avouer qu'il est des cas où ces moyens médicaux ne sont pas applicables, qu'il en est aussi où ils demeurent inefficaces.

Dans de telles circonstances, une intervention plus directe devient nécessaire. Le cathétérisme d'abord, puis la ponction de la vessie et les diverses incisions uréthrales, se présentent comme ressources extrêmes.

Le plus souvent le diagnostic de la cause de la rétention donne des indications précises à l'intervention chirurgicale, mais il est des circonstances difficiles où le chirurgien peut être embarrassé. La lecture des ouvrages

(1) Édition Malgaigne, t. II, p. 565.

(2) Horion. Paris, 1863, p. 129.

de chirurgie et des traités spéciaux prouve en effet que, si les auteurs sont unanimes à redouter les accidents de la rétention d'urine, ils sont loin d'être d'accord sur la nature de l'intervention chirurgicale, dans ces cas difficiles, et sur la valeur des opérations qui peuvent être pratiquées. Les uns ne parlent que du cathétérisme et de ses procédés ; celui-ci recommande la ponction vésicale, celui-là croit l'incision uréthrale préférable.

Il n'est pas sans utilité de citer ici un passage de M. Civiale (1), qui montre d'une part la nécessité d'intervenir dans certains cas, et de l'autre les difficultés de la pratique.

« On est en face d'une rétention d'urine qui, d'un instant à l'autre, peut devenir menaçante et compromettre l'existence du malade. S'il faut savoir temporiser dans beaucoup de cas, si j'ai conseillé de recourir aux moyens du ressort de la médecine, cette pratique expectante, ou du moins peu active, doit aussi avoir un terme ; il y aurait inconvénient à perdre un temps aussi précieux.

« Quant aux moyens dont l'art dispose, cathétérisme forcé, ponction des rétrécissements d'avant en arrière, section externe, etc., leur emploi est entouré de difficultés et d'écueils. Ainsi, d'un côté, les phénomènes morbides sans cesse croissants, et, de l'autre, les suites trop souvent fâcheuses que ne manquent presque jamais d'entraîner la force et la violence, si souvent usitées en pareil cas, placent l'opérateur dans la position la plus embarrassante. Je ne saurais trop le répéter, il n'est pas en chirurgie de circonstances plus critiques et qui réclament tout à la fois plus de hardiesse, de prudence,

(1) Civiale. *Traité pratique*, t. I, p. 611.

de dextérité, de courage et d'abnégation. C'est le cas de répéter ici ce que disait le professeur Dubois au sujet des accouchements laborieux : « *Quand vous serez là, vous ferez comme vous pourrez.* »

On a peut-être mis trop souvent en parallèle ces divers modes d'action chirurgicale (cathétérisme, ponction vésicale, boutonnière), comme s'ils pouvaient se substituer les uns aux autres; trop souvent aussi l'on a voulu faire des méthodes lorsqu'il n'y a que des moyens auxquels on doit recourir suivant les indications.

Nous aurions voulu suivre un ordre clinique, étudier les indications que fournissent au chirurgien les différentes circonstances de la rétention d'urine. Un tel travail eût dépassé de beaucoup les limites d'une thèse.

Nous devons nous borner à passer en revue les principales opérations qui ont été employées pour remédier à l'accumulation de l'urine dans la vessie. En appréciant la valeur de ces opérations, les conditions qui les commandent, nous chercherons à poser les indications générales qui doivent guider le chirurgien dans la rétention d'urine.

L'ordre que nous suivrons est tout tracé; nous verrons successivement :

1° Les moyens chirurgicaux applicables aux voies naturelles;

2° Les moyens chirurgicaux applicables en dehors des voies naturelles;

3° Enfin nous poserons quelques conclusions.

DE
L'INTERVENTION CHIRURGICALE
DANS LA
RÉTENTION D'URINE

PREMIÈRE SECTION

Évacuations de l'urine par les voies naturelles.

Dans la rétention d'urine, la base de toute action chirurgicale appliquée aux voies naturelles est le cathétérisme, c'est-à-dire l'opération qui consiste à introduire par l'urèthre une sonde dans la vessie pour évacuer son contenu.

L'étude des rétrécissements uréthraux, celle des différentes affections de la prostate et du col vésical, ont conduit les chirurgiens à donner des courbures, des diamètres variés, aux instruments du cathétérisme. La physiologie pathologique de la rétention d'urine, le rôle plus ou moins actif qu'on a attribué aux obstacles de la miction, ont donné lieu à des procédés.

Mais la pratique a montré l'insuffisance des procédés de cathétérisme dans certains cas, et tour à tour des méthodes exceptionnelles ont pris naissance : le cathétérisme forcé et l'uréthrotomie interne.

C'est ainsi que nous sommes conduit à étudier :

1° Le cathétérisme simple et ses procédés ;

2° Le cathétérisme forcé ;

3° L'uréthrotomie interne.

CHAPITRE Ier.

DU CATHÉTÉRISME SIMPLE ET DE SES PROCÉDÉS.

« On doit, dit M. Phillips, avant toute autre manœuvre, faire une exploration de l'urèthre avec une petite bougie à boule, afin de savoir si la rétention d'urine est occasionnée par un rétrécissement ou par une modification de la prostate, ces deux causes exigeant des opérations distinctes (1). » Nous n'avons pas à nous occuper ici de l'exploration de l'urèthre, ni du diagnostic de la rétention d'urine ; nous ne parlerons que du cathétérisme évacuateur, et surtout des procédés auxquels donnent lieu les obstacles uréthraux.

Dans le plus grand nombre des cas, quelle que soit la nature de la rétention d'urine, le premier cathétérisme est pratiqué avec une sonde de trousse en métal. Si l'urèthre est libre, l'urine évacuée, l'intervention chirurgicale est terminée. Il en est ainsi dans les rétentions qui accompagnent les fièvres graves, les lésions de la moelle, les rétentions qui suivent l'accouchement, dans les spasmes uréthraux ; toutes les fois, en un mot, que la rétention ne tient pas à un obstacle matériel. Cependant, dans quelques circonstances, la rétention peut dépendre d'un

(1) Phillips. *Traité*. Paris, 1860, p. 435.

obstacle matériel (hypertrophie de la prostate, valvule du col, calcul vésical), et le cathétérisme ne présenter, comme plus haut, aucune difficulté. Dans une observation suivie d'autopsie, recueillie par M. Cavasse dans le service de M. Maisonneuve, cette particularité se trouve signalée.

L'examen des pièces montra que « le lobe moyen de la prostate n'était pas hypertrophié; entre sa face supérieure et l'ouverture du col de la vessie, existait une paroi verticale de 2 centimètres et demi d'étendue. On n'avait jamais éprouvé de difficulté pour arriver dans la vessie; cette paroi ne présentait aucune trace de contusion (1). Le cathétérisme permet alors au chirurgien d'apprécier la cause de la rétention; l'exploration de la prostate, du col, de la cavité vésicale fournit les indications utiles à la cure radicale (2).

Lorsque la sonde a révélé la présence d'un obstacle, différentes manœuvres peuvent devenir nécessaires. Or, parmi les obstacles à la miction, il y a une distinction importante à établir, au point de vue de l'intervention chirurgicale, entre les coarctations uréthrales proprement dites et les obstacles au cathétérisme qui occupent la partie profonde de l'urèthre. Étudions le cathétérisme et ses procédés dans ces deux circonstances.

§ I. — *Du cathétérisme dans le cas de rétrécissement de l'urèthre.*

Nous examinerons successivement les procédés indiqués par MM. Civiale, Leroy, Mercier et Phillips. Si nous

(1) *Bulletins de la Société anatomique.* 1856, p. 273.

(2) Morel-Lavallée (*Bulletins de la Société de chirurgie*, 1859, t. IX, p. 173), cite un fait analogue.

ne tenons pas compte de la nature des coarctations uréthrales, c'est que dans la pratique l'étiologie disparaît, en quelque sorte, et que les mêmes méthodes sont suivies, qu'il s'agisse d'un rétrécissement organique, d'un rétrécissement cicatriciel, etc.

M. Civiale (1) se sert d'une sonde de métal à petite courbure de deux à trois millimètres de diamètre. Le malade est couché, les cuisses écartées et fléchies. Le chirurgien introduit la sonde et la maintient pendant quelque temps contre le rétrécissement, en exerçant une pression légère et égale, puis il allonge doucement la verge sur la sonde, en la maintenant ainsi quelques minutes. Si la sonde est engagée, on répète la manœuvre en poussant la sonde maintenue dans l'axe du canal.

M. Civiale recommande, en outre, lorsque la sonde est serrée dans la portion membraneuse, d'attendre le relâchement de cette partie, et d'abaisser le pavillon lorsqu'on a pénétré dans la portion prostatique.

M. Leroy (2) emploie également une sonde de métal de petit calibre. Lorsque le bec de l'instrument est appuyé contre l'obstacle, il exerce une pression modérée, mais continue, pendant une heure et plus, en portant toute son attention à maintenir la sonde dans la direction de l'axe du canal.

M. Mercier (3) se sert d'une *bougie* en gomme de trois millimètres de diamètre, s'amincissant graduellement de manière à se terminer par une extrémité mousse qu'il recourbe légèrement. Arrivé à l'endroit rétréci, il tend le canal, afin de diminuer la saillie formée par le rétrécisse-

(1) *Nouvelles considérations sur les rétentions d'urine*. 1823, p. 235.

(2) Leroy. *Urologie*, p. 390.

(3) *Gazette médicale*, 1844. *Recherches thérapeutiques sur les rétrécissements.*

ment et de produire une espèce d'entonnoir. La bougie engagée est poussée avec lenteur et d'une manière continue dans la vessie. « Si cet organe trop plein fait des efforts pour se vider, M. Mercier retire la bougie, qui donne issue à un jet d'urine plus ou moins fort; il l'introduit de nouveau et la laisse en place. »

Lorsqu'il y a impossibilité d'engager l'extrémité de la bougie dans le rétrécissement, après l'avoir présentée à différents points de la circonférence du canal, et lorsqu'on a perdu l'espoir de réussir, on peut essayer des algalies de différents volumes.

Il arrive quelquefois qu'on sent l'algalie pénétrer peu à peu ; alors on insiste, et on peut même s'aider pour cela de la main gauche appliquée sur le périnée, en pressant sur la convexité de l'instrument.

M. Phillips *(op. cit.*, p. 436) emploie une *bougie* filiforme de baleine dont la pointe est tordue en spirale, etc.... «Introduite dans la vessie, on la laisse pendant trois ou quatre minutes ; après ce temps on la retire, et elle est suivie d'une petite quantité d'urine. On fait ensuite une nouvelle introduction, et, après le même séjour dans la vessie, on la retire de nouveau, et l'on fait sortir la même quantité d'urine, et quelquefois davantage. Après avoir répété cette manœuvre deux ou trois fois, les angoisses de la rétention cessent, etc. »

La bougie est ensuite laissée quinze à vingt minutes, elle sert de conducteur à l'urine qui tombe en gouttes très-rapprochées et sans interruption. Après deux ou trois heures, la bougie de baleine est remplacée par une bougie filiforme de caoutchouc, toujours supportée plus aisément (1).

(1) La description de ces procédés est empruntée à l'ouvrage de M. Phillips.

Ces procédés se résument, on le voit, dans ce précepte de La Faye (1) : « Que la sonde dont on se sert soit aussi menue qu'il est possible pour qu'elle puisse passer, » et en quelques conseils sur la manière de diriger l'instrument pour franchir l'obstacle.

MM. Civiale et Leroy, par une pression intermittente ou soutenue, cherchent, en maintenant la sonde dans l'axe du canal, à pénétrer dans la vessie.

M. Mercier, en tendant le canal pour effacer les bords du rétrécissement et créer un entonnoir, a surtout en vue les rétrécissements concentriques, tandis que M. Phillips, employant une bougie dont la pointe est tordue en spirale, s'adresse avant tout aux rétrécissements excentriques.

D'un autre côté, si l'on envisage ces procédés au point de vue de la rétention d'urine et du but que se propose le chirurgien, l'on voit entre eux une différence capitale et deux méthodes distinctes suivies par leurs auteurs.

En effet, MM. Civiale et Leroy cherchent l'évacuation immédiate de l'urine accumulée dans la vessie; MM. Mercier et Phillips, employant des *bougies*, s'attaquent au rétrécissement, à la cause de la rétention, et ne peuvent prétendre qu'à une évacuation d'urine incomplète et successive.

Deux faits ont engagé M. Phillips à renoncer à l'emploi de la sonde de métal et à recourir « toujours à la bougie filiforme dans les cas de rétention d'urine produite par des rétrécissements de l'urèthre. »

« 1° Le rétrécissement ne produit pas directement la rétention d'urine : elle est due à la contracture musculaire, conséquence ordinaire des altérations de l'urèthre.

(1) Dionis. *Cours d'opérations*. 1773, 7e édition, par G. de La Faye, p. 208.

2° L'expérience a aussi prouvé qu'il suffit de mettre une petite bougie en contact avec le rétrécissement pour faire cesser momentanément la contracture et pour faciliter la sortie d'une petite quantité d'urine » (1).

Sans vouloir rien retrancher aux remarquables travaux de MM. Mercier (2) et Caudmont, sur le rôle de la contracture musculaire dans la rétention d'urine, il ne faut pas oublier que lorsque Dupuytren laissait une sonde en contact d'un rétrécissement, il employait là un moyen qui a prévalu aujourd'hui. Spasme, contracture musculaire, congestion inflammatoire, etc., c'est ce que Dupuytren cherchait à vaincre par le contact de la sonde. Il désignait cette action dilatation vitale, par opposition à la dilatation forcée que d'autres obtenaient par des moyens plus énergiques.

Ce qui fait réellement une méthode des procédés de MM. Mercier et Phillips, c'est l'emploi de la bougie, et, comme nous l'avons dit, le but de son introduction, c'est-à-dire l'évacuation successive de l'urine.

« On continue ensuite le traitement du rétrécissement, » dit M. Phillips (*op. cit.*, p. 437). Ce procédé n'est-il pas alors la dilatation temporaire d'un rétrécissement appliquée au traitement de la rétention d'urine ?

Il est vrai, comme le dit M. Phillips (*op. cit.*, p. 435), « que si l'on tient compte de la petitesse et de la rigidité des instruments de métal, si l'on se représente la multiplicité et la variété des obstacles, si enfin on reconnaît l'absence absolue de guide pour rester dans l'axe du canal, et le manque de précision dans la détermination de la force à employer, on comprendra pourquoi le cathétérisme est dans un si grand nombre de cas une opération désas-

(1) *Op. cit.*, p. 435.
(2) *Recherches sur les valvules du col de la vessie.* 1848. In-8.

treuse. » Mais on peut ajouter que l'emploi des bougies ne met pas toujours non plus le malade à l'abri des accidents du cathétérisme, des fausses routes, orchites, abcès, etc. Hunter (1) fournit un exemple remarquable de fausse route produite par une bougie. Il serait aisé de rassembler, pour le compte des bougies, tous les accidents que l'on attribue aux sondes.

Moins dangereuses cependant, les bougies tirent leur plus grand avantage de leur petit diamètre. Admettra-t-on alors la bougie et le procédé qui en dérive comme une méthode générale de traitement dans la rétention d'urine par rétrécissement de l'urèthre? Il faudrait, pour cela, prouver qu'avec une bougie l'on obtient toujours l'évacuation d'une certaine quantité d'urine, et une quantite suffisante à soulager le malade, capable d'éloigner toute chance d'infiltration. Or, ce fait ne nous semble pas suffisamment établi.

Comme le disait Gerdy (2), il existe des rétrécissements infranchissables, infranchissables aux instruments; il suffit de voir Vidal (3), M. Ricord (4), M. Maisonneuve (5), Syme (6), faire la même déclaration, pour admettre sans difficulté, et à plus forte raison dans le cas de rétention d'urine, que, dans quelques circonstances, le chirurgien devra renoncer à faire pénétrer un instrument quelconque dans la vessie (7).

Toutefois, l'impossibilité de franchir un obstacle uréthral n'est pas la seule objection à faire à cette méthode. On peut admettre qu'une fine bougie et une bougie souple

(1) Édit. Ricord, 1859, p. 259-260.

(2) *Bulletins de la Société de chirurgie*, t. V, années 1854-55, p. 416.

(3) Id. 405. — (4) Id. 407. — (5) Id. 412. — (6) Id. 410.

(7) Observation de MM. Monod et Demarquay. (*Bulletins de la Société de chirurgie*, 1855, t. VI, p. 57.)

et résistante comme celle de baleine, soit l'instrument le plus convenable pour franchir une stricture, et cependant renoncer à l'emploi de ce moyen devant des rétentions d'urine qui réclament une thérapeutique plus active, plus prompte dans ses résultats. Quelle que soit l'habileté des opérateurs, il est des cas où ils n'arrivent dans la vessie qu'après de longues et pénibles manœuvres. Dans un cas de rétrécissements multiples de l'urèthre (le malade urinait encore goutte à goutte), M. Phillips emploie deux séances en trois jours, une première de deux heures et une seconde de trois, et arrive enfin dans la vessie (1).

Dans un fait de rétrécissement traumatique de l'urèthre, le malade urinait très-difficilement ; M. Phillips fait trois séances de trois heures qui restent infructueuses. « Huit jours après, M. Phillips recommence ses essais, et, après trois nouvelles séances, la bougie fut portée dans la vessie. Ce succès a été obtenu après dix-huit heures de manœuvres patientes » (2).

Ces faits n'ont pas besoin de commentaires : dans ces cas difficiles, qui font honneur à la dextérité de leur auteur, la bougie eût échoué, s'il se fût agi d'une rétention d'urine complète.

Enfin, une bougie peut pénétrer jusque dans la vessie et l'urine ne pas couler. Cette circonstance s'est présentée chez un malade traité par M. Phillips, dans le service de M. le professeur Nélaton (3).

Nous regrettons de ne pouvoir reproduire cette observation tout entière, car elle présente un grand intérêt ;

(1) Œuvre citée, p. 203.

(2) Œuvre citée, p. 204.

(3) *Moniteur des hôpitaux*, 6 janvier 1859 ; et Phillips, œuvre citée, p. 437.

nous devons nous borner à citer les passages qui se rapportent directement au sujet qui nous occupe.

« Le 5 décembre, après une manœuvre d'une heure et demie, M. Phillips réussit à franchir les obstacles qui obstruaient le canal, et il pénétra enfin dans la vessie. Cette bougie, fortement serrée par les rétrécissements, donnait la sensation de frôlements secs et rugueux.

« L'étroit passage qui restait était complétement fermé par la bougie, et, dans la soirée, les angoisses de la rétention d'urine devinrent intolérables. M. Nélaton fut obligé de faire la ponction de la vessie en laissant en place la bougie introduite dans l'urèthre. C'était le seul parti à prendre ; la bougie, posée depuis deux heures seulement, était encore serrée dans les obstacles. Pouvait-on espérer que, la retirant, l'urine sortît en quantité suffisante pour faire cesser les douleurs ? Et enfin, devait-on s'exposer, en rencontrant de nouvelles difficultés pour la remplacer, à perdre un résultat qui changeait si heureusement la situation du malade ?

Cette ponction a donné issue à une grande quantité d'urine ; le soulagement a été immédiat, et le malade a retrouvé le sommeil perdu depuis quatre mois.

La canule du trocart fut laissée dans la plaie.

Le lendemain, la bougie, devenue libre dans l'urèthre, pouvait exécuter facilement des mouvements de va-et-vient.

Le 7, la liberté de la bougie était grande ; M. Phillips crut qu'il était possible de faire entrer une petite sonde dans la vessie, afin de la débarrasser le plus tôt possible de la canule du trocart.

Afin d'assurer l'écoulement de l'urine, la sonde devait avoir au moins 2 millimètres de diamètre, et ce volume, quoique petit, ne pouvait pas traverser l'urèthre sans une opération préalable. L'uréthrotomie d'avant en arrière était donc indiquée, et l'instrument de M. Charrière fut choisi pour l'exécuter, etc. »

Le 15, le cathétérisme avec une sonde de 5 millimètres étant impossible, l'uréthrotomie profonde fut jugée nécessaire par MM. Nélaton et Phillips.

Le 29, l'urèthre admettait sans résistance une sonde de 8 millimètres; l'urine sortait à plein canal, les fistules périnéales étaient complétement fermées.

Dans d'autres cas, c'est l'atonie vésicale, la présence du sang dans le canal qui empêchent l'écoulement de l'urine. M. Dolbeau (1) a rencontré cette difficulté.

« Dans un cas, dit-il, nous avons vissé sur la bougie une petite sonde qui a pu pénétrer, quoique difficilement, en refoulant devant elle une bougie qui se pelotonnait dans la vessie. Cependant, il nous a été impossible d'évacuer l'urine, soit que les yeux de la sonde fussent obstrués, soit pour toute autre cause. »

Quant au fait que l'émission d'une petite quantité d'urine soit suffisante pour calmer les douleurs de la rétention, il est hors de doute dans bien des cas. Boyer, malgré l'emploi qu'il faisait de la sonde conique et du cathétérisme forcé, disait :

« Et lors même qu'elle n'y pénètre pas, les efforts que l'on a faits pour la faire avancer ne sont pas perdus ; ils déterminent souvent l'écoulement d'une certaine quantité d'urine; en procurant par ce moyen la sortie de ce liquide, on prévient et l'on modère des accidents dépendant de la rétention, et l'on gagne un temps précieux durant lequel on peut, par des tentatives réitérées, faire pénétrer la sonde dans la vessie. (2) »

(1) *Bulletins de thérapeutique*, 1861, p. 264.
(2) *Maladies chirurgicales*, 1824, t. IX, p. 238.

Mais il est évident que dans quelques rétentions d'urine, l'émission du liquide sera nulle ou insuffisante. C'est ce qui arriva à un malade, dont l'observation est consignée dans le journal de Malgaigne.

Un nommé Vantadour est pris, le 1er mars 1854, d'une rétention d'urine ; il entre, le lendemain, dans le service de Malgaigne (2).

« On constate que la vessie est distendue par l'urine, et que le rétrécissement existe au-dessous et un peu en arrière de la symphyse. L'état général n'offre d'ailleurs rien d'alarmant. Après quelques tentatives infructueuses, Malgaigne franchit le rétrécissement avec une bougie filiforme, dont le bout a été préalablement roulé en spirale. Cette bougie est laissée à demeure dans le canal.

« La journée du 2 se passe sans accidents. La miction se fait toujours goutte à goutte ; mais, dans la soirée, le malade retire la bougie, et parvient à rendre une petite quantité d'urine, la moitié d'un verre environ. Soulagement notable, mais de peu de durée.

« Vendredi 3 mars. Le malade a été assez agité cette nuit ; il n'a pu rendre que quelques gouttes d'urine. Le ventre est plus tendu, un peu sensible, et la vessie, tendue et globuleuse, remonte presque au niveau de l'ombilic. M. Malgaigne essaye à plusieurs reprises de franchir le rétrécissement avec des bougies filiformes, des bougies en cire, des sondes métalliques. N'ayant pu réussir, il se décide à ponctionner la vessie, etc. »

Nous avons vu qu'il est des rétrécissements qui ne peuvent être franchis par aucun instrument : dans ces cas difficiles, quelques chirurgiens ont employé avec avantage le chloroforme comme adjuvant du cathété-

(1) *Revue médico-chirurgicale*, t. XV, p. 177.

risme. Ainsi : M. Mackenzie, M. Cooper, Forster, cités par M. Phillips (1); Sédillot (2), chez un malade ponctionné depuis quinze jours; Robert (3), chez un malade atteint de fistules urinaires. Pendant plusieurs mois, dans ce cas, le cathétérisme avait échoué, même avec les bougies les plus fines.

Comment agit le chloroforme? Est-ce en faisant cesser le spasme qui complique la lésion uréthrale, ou en abolissant la douleur et avec elle toute contraction volontaire chez le malade? Nous ne saurions décider sur ce point.

Quelques auteurs n'emploient pas le chloroforme, ainsi M. Phillips.

Ce chirurgien place debout le malade qui doit subir les manœuvres du cathétérisme.

« Les avantages qu'on peut retirer de l'administration de cet agent, dit-il, sont annulés par les difficultés qu'on éprouve à introduire une bougie filiforme dans un rétrécissement lorsque le malade est couché; d'ailleurs, les bons effets de l'émétique, que l'on peut graduer à volonté, ont satisfait aux exigences de la situation» (4).

L'état syncopal qui se produit quelquefois dans la position verticale peut, en outre, aider au succès du cathétérisme (Phillips, *loc. cit.*, 201).

§ II. — *Cathétérisme dans les cas d'obstacles profonds de l'urèthre.*

Si le diagnostic d'un rétrécissement est en général facile, si la connaissance de l'obstacle permet au chirur-

(1) Œuvre citée, p. 202.
(2) *Gazette médicale*, 28 janvier 1854.
(3) *Conférences de cliniques chirurgicales*, 1860, p. 6.
(4) *Loc. cit.*

gien d'agir avec quelque certitude, il n'en est pas de même pour les obstacles profonds de l'urèthre. La multiplicité des affections de la prostate et du col de la vessie complique singulièrement le diagnostic, et exige, dans les manœuvres du cathétérisme, des modifications qu'il n'est guère possible de déterminer.

Malgré les renseignements que peut fournir la bougie à empreinte sur la forme, le siége de l'obstacle, sur la déviation du canal (direction latérale de la sonde dans l'hypertrophie unilatérale, mouvement d'ascension dans l'hypertrophie uniforme, distance de l'obstacle, etc.), le diagnostic restera souvent incomplet. En effet, pour que le diagnostic d'une lésion profonde de l'urèthre ait quelque précision, il faut qu'une sonde puisse franchir le col vésical ; or, dans la rétention d'urine, cette condition est le but même que poursuit le chirurgien.

Lorsque rien ne vient contre-indiquer le cathétérisme, il faut chercher à pénétrer dans la vessie, en ayant présentes à la mémoire les différentes altérations pathologiques qui peuvent se présenter.

La friabilité de la partie profonde de l'urèthre, dans certains cas, exige beaucoup de prudence; aussi la plupart des chirurgiens, après avoir exploré le conduit urinaire avec une sonde de métal, font-ils choix d'une sonde flexible pour le cathétérisme. Ces sondes suivent la déviation du canal. Comme le dit Ducamp, « elles présentent un grand avantage, car il ne s'agit point de forcer, mais d'éviter l'obstacle » (1).

« Dès que la sonde est parvenue à la partie prostatique de l'urèthre, on la pousse légèrement, sans lui imprimer aucune direction à droite ou à gauche, à moins que les

(1) *Traité des rétentions*. Paris, 1822, p. 74.

explorations préalables n'aient fait connaître exactement la déviation occasionnée par l'état morbide.

« Il ne faut pas oublier qu'ici c'est principalement le canal qui dirige l'instrument; la main du chirurgien n'a qu'une influence très-bornée et doit lui obéir en quelque sorte » (1).

C'est là, sans aucun doute, la cause du succès des sondes de caoutchouc vulcanisé. Il y a peu de jours encore ce moyen réussissait entre les mains de M. le professeur Richet, chez un malade que menaçait la ponction vésicale. Si le cathétérisme simple échoue, le chirurgien doit avoir recours à quelques instruments spéciaux; le choix en est déterminé par la nature probable de l'obstacle. La sonde à grande courbure de M. Gély, de Nantes (2), peut être utile, quand la longueur et la courbure de la portion prostatique rendent impossible l'introduction de la sonde ordinaire (3); la sonde coudée de M. Mercier (4), dans les cas de valvules du col (lèvre postérieure), etc.

Quand le chirurgien n'a pas entre les mains ces sondes, il peut, jusqu'à un certain point, les remplacer par des sondes flexibles sur mandrin. Desault (5) employait un mandrin courbe : lorsque la sonde était arrivée contre l'obstacle, il la retirait un peu; puis, en maintenant le mandrin fixe, il cherchait à faire avancer la sonde. Ce procédé avait pour but d'augmenter la courbure de la sonde.

(1) Civiale. Œuvre citée, t. II, p. 260.

(2) *Moniteur des hôpitaux*, 1854, t. II, nº du 5 décembre.

(3) L'allongement de l'urèthre, qui résulte de l'ascension du col vésical dans l'hypertrophie des lobes latéraux de la prostate, nécessite quelquefois l'emploi d'une sonde très-longue (Gosselin, *in* Brauit, thèse citée, p. 70).

(4) *Recherches sur les valvules du col de la vessie* (1848).

(5) D'après Civiale, opér. cit., t. II, p. 361.

Desprès (1) se servait d'un mandrin coudé presque à angle droit, à 2 centimètres et demi de son extrémité, et opérait de même.

Enfin le cathétérisme sur conducteur, tel que l'ont exécuté Desault, Leroy, Rigal (2), Maisonneuve, etc., devra être tenté dans certaines circonstances.

Quelquefois les tentatives de cathétérisme ont produit la rupture d'un abcès de la prostate (3); l'évacuation du pus permet alors la sortie de l'urine. « Il est des chirurgiens qui ont conseillé de chercher à ouvrir l'abcès du côté de l'urèthre avec le bec de la sonde, et de faire volontairement ce qui est arrivé par hasard à Béclard et à J.-L. Petit » (4).

Nous ne pouvons entrer ici dans les détails manuels du cathétérisme ; la forme des instruments, leur consistance nécessitent dans cette manœuvre des modifications qui nous conduiraient trop loin.

Nous ne craignons pas, en terminant, de répéter pour tous les obstacles au cathétérisme, ce que disait M. Verneuil des rétrécissements uréthraux (5) :

« Peu importe la variété anatomique, car si, en dépit de toute la patience et de tous les soins désirables, l'on ne parvient pas à franchir un obstacle uréthral, ni par le méat, ni par une voie artificielle ouverte au devant, c'est comme si on avait affaire à une oblitération véritable, quand bien même le rétrécissement serait perméable dans le sens littéral du mot. Pour ma part, je soutiens qu'au lit du malade, un rétrécissement est *infranchissable* quand on ne parvient pas à le franchir. »

(1) *Gazette des hôpitaux*, 1859, p. 494.
(2) *Bulletins de la Société de chirurgie*, 1855, t. V, p. 422-423.
(3) Nélaton, *in* Horion, op. cit., p. 323.
(4) Vidal. *Annales de la chirurgie française*, t. III, p. 15.
(5) *Gazette hebdomadaire*, 1861, p. 322.

Dans la rétention d'urine, l'on regardera comme *infranchissable* tout obstacle qui ne permettra pas l'évacuation de l'urine au moyen du cathétérisme, lorsque cette évacuation sera jugée nécessaire.

CHAPITRE II.

DU CATHÉTÉRISME FORCÉ.

Cette méthode, employée pour la cure des rétrécissements uréthraux, a aussi été appliquée à la rétention d'urine.

C'est à Desault qu'appartient le cathétérisme forcé. Peut-être, cependant, ce procédé est-il plus ancien. Le rostrum arcuatum de Marianus Sanctus, qui devait être aussi long que la verge, « afin qu'il opère la dilatation jusqu'au col de la vessie » (1), pourrait bien avoir joué un rôle analogue à celui des sondes que Boyer employa plus tard.

Les sondes et canules d'A. Paré, propres à couper et comminuer les carnosités, ne semblent pas applicables à ce mode de cathétérisme. En outre, A. Paré a certainement employé plus fréquemment les caustiques contre les rétrécissements que toute autre méthode.

Dans une note à ses œuvres, Malgaigne dit que les sondes de plomb d'A. Paré recèlent, comme en germe, les procédés de MM. Jobert et Mayor. Dans le chapitre cité par Malgaigne, rien ne rappelle cependant la dilatation forcée, car on lit (*loc. cit.*, p. 577) : « Lorsqu'en met-

(1) A. Paré. Édit. Malgaigne, t. II, p. 572 (notes).

ant la sonde dans le conduit on ne sent aucun empêchement, il faut adonc desseicher et cicatriser l'urèthre... » Et pour cela, Paré conseille entre autres des verges ou sondes de plomb frottées de vif argent, les plus grosses que le patient pourra endurer et garder jour et nuit.

Il faut arriver à Boyer pour voir le cathétérisme forcé érigé en méthode régulière.

Boyer, d'après Malgaigne (1), employait le procédé suivant :

« On se sert d'une sonde conique, métallique et solide, de calibre moyen et d'une légère courbure, que l'on fait pénétrer doucement dans l'urèthre jusqu'au rétrécissement; alors le chirurgien porte profondément dans le rectum le doigt indicateur gauche, pousse d'arrière en avant les verges sur la sonde, et enfonce celle-ci suivant la direction de l'urèthre, sans l'incliner ni d'un côté ni de l'autre, avec une force proportionnée à la résistance qu'il éprouve. Le doigt indicateur ganche, qui sert de conducteur, fait connaître si, en s'avançant, la sonde conserve la direction de l'urèthre ou si elle s'en écarte, et, dans ce dernier cas, de quel côté il faut se porter pour la ramener à cette direction.

« La profondeur à laquelle la sonde a pénétré, la direction et la facilité d'en abaisser le pavillon, font présumer qu'elle est parvenue dans la vessie ; alors on retire le mandrin, et l'urine s'écoule; la présomption se convertit en certitude.

« Il est superflu, ajoute Malgaigne, de relever tout le danger d'une pareille manœuvre, avec laquelle il est beaucoup plus facile de trouer l'urèthre à côté du rétrécissement que de franchir le rétrécissement. Roux après

(1) *Médecine opératoire*, 1861, p. 705.

Boyer avait seul conservé parmi nous l'usage de la sonde conique; elle est aujourd'hui rentrée dans un complet oubli. »

Dans son *Traité de médecine opératoire* (1), M. le professeur Velpeau dit : « Je ne sais si, en définitive, le cathétérisme forcé avec une sonde conique ne devrait pas être préféré à la ponction de la vessie par les personnes assez sûres de leurs mains et de leurs connaissances anatomiques pour ne pas craindre de se fourvoyer en traversant le périnée. »

Malgré l'emploi de la sonde conique, Boyer reconnaissait que la ponction vésicale pouvait être nécessaire dans quelques rétentions d'urine produites par une inflammation du col vésical, une tumeur de la prostate, et même dans le cas de rétrécissement de l'urèthre (2).

La pratique a fait rejeter l'emploi du cathétérisme forcé dans le traitement des rétrécissements de l'urèthre; mais quelques chirurgiens ont cru se servir avec avantage de cette méthode, dans les cas d'obstacles prostatiques. La sonde conique se trouve alors détournée de son premier emploi.

Ainsi M. Cruveilhier (3), tout en reconnaissant que le «cathéterisme forcé était une des causes les plus fréquentes de fistules uréthro-cutanées.... et qu'il doit être rejeté comme méthode générale », ajoute (*loc. cit.*, p. 583) :

« Fondé sur un certain nombre de faits qui m'avaient démontré l'innocuité des fausses routes à travers la prostate hypértrophiée dans des cas de rétention d'urine, j'ai cru pouvoir convertir en méthode générale cette pratique,

(1) *Nouveaux éléments de médecine opératoire*, 1839, t. IV, p. 690.
(2) *Maladies chirurgicales* (*loc. cit.*), p. 186, 197, 239).
(3) *Anatomie pathologique*, t. II, p. 581.

sous le titre de ponction de la vessie à travers la prostate, ponction qui me paraît bien préférable à la ponction de la vessie au-dessus du pubis, etc. »

M. Cruveilhier cite, à ce propos, d'après Chopart (1), l'exemple d'Astruc, opéré avec un rare bonheur par La Faye, au moyen d'une sonde à dard.

De même, M. Velpeau (2) pense que les fausses routes qui se produisent sont peu dangereuses : 1° à cause de la nature du tissu de la glande; 2° parce que l'instrument peu éloigné de l'organe à vider y rentre presque constamment; 3° parce qu'enfin, si l'on aperçoit qu'une fausse route se forme, on peut s'arrêter, etc.

En 1858, lors d'une discussion à la Société de chirurgie, sur la ponction de la vessie, Lenoir conseillait encore le cathétérisme forcé dans les rétentions d'urine produites par les tumeurs prostatiques (3), et le préférait à la ponction : « L'obstacle étant permanent, dit-il, le cours naturel des urines n'a aucune chance de se rétablir, de telle sorte que les opérés sont exposés à conserver toute leur vie une fistule hypogastrique fort incommode. »

Il proposait de remplacer après l'opération la sonde de métal par une sonde de gomme, et de laisser cette dernière à demeure. Il pensait que le cathétérisme forcé perdait, par ce moyen, beaucoup de sa gravité.

Mais Lenoir, on le voit, jugeait de la gravité du cathétérisme forcé par celle des perforations de la prostate. Si l'on veut tenir compte des difficultés de l'opération elle-même, de l'incertitude de ses résultats, des dangers qu'elle fait courir au malade, l'on comprendra facilement

(1) *Traité des voies urinaires*, et Boyer, op. cit. 1824, t. IX, p. 229.

(2) *Éléments de médecine opératoire*, t. IV, p. 692.

(3) *Bulletins de la Société de chirurgie*, t. VIII, p. 477.

l'abandon que les chirurgiens ont fait de ce procédé. Les faits prouvent surabondamment que le cathétérisme forcé peut causer des accidents graves (1), que ne préviennent ni la nature du tissu de la glande, ni la proximité de la vessie, ni l'habileté du chirurgien.

Chez un malade opéré par Dupuytren (2), le bas-fond de la vessie fut trouvé perforé en deux endroits, le canal accidentel formé par la sonde traversait la partie inférieure de la prostate, entrait dans la vessie par le bas-fond, et la pointe de l'instrument avait probablement opéré la seconde perforation, soit pendant l'opération, soit par suite de son séjour dans la vessie pendant quatre jours. Cette double perforation était la source de l'épanchement pelvien et des abcès consécutifs, etc.

Chez un malade opéré par Roux et qui fut ouvert par M. Velpeau, le cathétérisme forcé avait produit une fausse route, des abcès urineux et la mort (3).

M. Civiale (4) cite un cas de fausse route dans un cathétérisme forcé pour un rétrécissement de l'urèthre. « On jugea qu'il valait mieux faire une fausse route en pratiquant le cathétérisme forcé que de recourir à la ponction de la vessie, et la sonde perça l'urèthre au bulbe; l'on s'assura par l'introduction du doigt dans le rectum que cet instrument y avait pénétré. L'exploration fut continuée, et à la fin la sonde arriva dans la vessie. Le malade se trouva soulagé momentanément, mais les accidents reparurent.

(1) Civiale. *Traité pratique*, t. II, p. 380.
Vidal. *Annales de la chirurgie française*, t. II, p. 39.
Ducamp. Op. cit., p. 88 et suivantes.
Charles Bell *in* Ducamp, *loc. cit.*

(2) *Bulletins de la Société anatomique*, 4 juillet 1833.

(3) *Éléments de médecine opératoire*, t. IV, p. 691.

(4) *De la lithotritie*, ou *broiement de la pierre dans la vessie*, par M. Civiale, 1827, p. 252.

« Le malade mourut peu de temps après. A l'autopsie on trouva un vaste abcès occupant une grande partie de l'excavation pelvienne. »

Pour comprendre l'incertitude du cathétérisme forcé, les résultats désastreux de cette méthode, il suffit de penser aux difficultés de l'exploration de la prostate, lorsque la vessie est remplie de liquide.

Hunter (1) dit bien que, dans les rétentions d'urine avec tuméfaction de la prostate, cette glande « est dirigée en bas, vers l'anus, au devant de la vessie; que c'est la première chose qui se présente au contact du doigt. »

Mais d'autres auteurs ne partagent pas cette opinion (2). Nous pensons que, dans le plus grand nombre des cas, lorsque la vessie contient une grande quantité d'urine, le doigt n'atteindra pas la prostate et qu'il sera certainement insuffisant pour donner à la sonde une sûre direction.

Outre les accidents inhérents à l'opération, le cathétérisme forcé offre encore des inconvénients.

Dans un cas où la sonde avait pénétré à travers la prostate, Hunter dit que le sang tomba dans la vessie, s'y coagula et rendit l'introdution de la sonde inutile (3). « Pensant que le caillot finirait par déterminer la mort, dit-il, je proposais l'opération de la taille. » Le malade mourut avant qu'on eût pratiqué cette opération. L'inspection cadavérique fit reconnaître les lésions qu'Hunter avait annoncées.

(1) Hunter. Édit. Ricord, p. 323.
M. Civiale admet aussi l'abaissement de la prostate. *Traité pratique*, t. III, p. 308.

(2) Huguier. *Bulletins de la Société de chirurgie*, t. VIII, p. 475.
Phillips. Op. cit., p. 338.

(3) Édit. Ricord, p. 306.

D'autres fois, les douleurs qu'éprouve le malade rendent le séjour de la sonde impossible.

M. J.-J. Cazenave, de Bordeaux, raconte qu'un chirurgien ayant pratiqué le cathétérisme forcé pour une rétention d'urine avec obstacle prostatique, les douleurs que le malade éprouva furent si violentes, que ce chirurgien fut obligé de retirer la sonde. De nouveaux accidents de rétention nécessitèrent la ponction vésicale (1).

Enfin, en 1864, j'ai vu, dans le service de M. le professeur Laugier, à l'Hôtel-Dieu, un homme chez lequel le cathétérisme forcé avait été employé. Les douleurs que causa la sonde laissée à demeure furent si intenses que le malade l'enleva. Il fut impossible de faire accepter un nouveau cathétérisme à ce malade, qui mourut d'infiltration urineuse. L'autopsie révéla la présence d'une fausse route à travers la prostate (2).

L'emploi du cathétérisme forcé présente en outre tous les dangers de la sonde à demeure.

Le fait d'Astruc, invoqué par tous les auteurs en faveur du cathétérisme forcé, est-il si encourageant? Il vécut dix ans, il est vrai, après l'opération de La Faye, mais, dit Chopart (3) : « de nouvelles rétentions d'urine survinrent; il n'y avait que La Faye qui pût y remédier. »

Il serait intéressant de rechercher quel est l'état de la miction chez les sujets atteints de fausses routes prostatiques cicatrisées. M. Mercier a observé des malades qui n'avaient pas uriné par le nouveau canal (4).

(1) *Gazette médicale*, 1840, p. 108.

(2) Communiquée par mon ami T. Anger, interne du service.

(3) Boyer. Op. cit., t. IX, p. 229.

(4) Mercier. *Recherches sur le traitement des maladies des organes urinaires*, 1856, p. 179.

Une observation du Dr Rennes semble indiquer qu'à la suite de fausses routes prostatiques, il se manifesta chez le malade dont il est question une incontinence d'urine (1).

Dans une observation du Dr Lévy (2), deux fausses routes parfaitement organisées datant de cinq à six mois au moins et traversant de part en part une prostate hypertrophiée, laissaient stagner l'urine dans la vessie. Les faits nous manquent pour compléter cette étude...

CHAPITRE III.

DE L'URÉTHROTOMIE INTERNE.

Nous avons vu que le cathétérisme forcé, employé dans la cure des rétrécissements de l'urèthre, avait été appliqué à la rétention d'urine par obstacle. L'expérience a appris à renoncer à ce procédé, et la section des strictures uréthrales a peu à peu pris rang (3) dans la thérapeutique des rétrécissements de l'urèthre. Vrai cathétérisme forcé moderne, si l'on peut dire, l'uréthrotomie interne s'offre dans la rétention d'urine, comme un moyen rapide de surmonter l'obstacle à la miction et de permettre le cathétérisme évacuateur. Nous n'avons pas à nous demander quel est le rôle que doit jouer l'uréthrotomie dans la cure des rétrécissements de l'urèthre; nous dirons avec M. Dolbeau (4) :

(1) *Gazette médicale*, 1834, p. 27.
(2) *Bulletins de la Société anatomique*, 1863, p. 53.
(3) Voir les discussions de la Société de chirurgie, 1855 et 1865.
(4) *Bulletins de la Société de chirurgie*, 2e série, t. IV, 1864, p. 210.

« L'uréthrotomie est moins une méthode de guérir les rétrécissements qu'un moyen de remédier aux accidents qui sont sous la dépendance des obstacles à la miction. Parmi ces accidents, il y a la rétention d'urine ; dans ces cas, lorsqu'on peut passer une fine bougie ou un petit conducteur cannelé, je fais l'uréthrotomie immédiatement d'avant en arrière ; je coupe ainsi l'obstacle, et je remplis l'indication urgente, placer une sonde dans l'urèthre. »

MM. Dolbeau (1) et Maisonneuve (2) ont eu recours à ce moyen dans la rétention d'urine. M. Ch. Horion (3), dans un ouvrage récent, préconise aussi l'uréthrotomie interne dans certains cas.

Nous ne nous arrêterons pas à décrire les instruments employés ; disons cependant qu'il ne peut être question ici que d'uréthrotomie antéro-grade sur conducteur, telle que permettent de la pratiquer les instruments de MM. Sédillot, Maisonneuve, Charrière, ou l'appareil endoscopique de M. Desormeaux (4).

L'incision d'une coarctation uréthrale rend possible l'évacuation de l'urine, cela n'est pas douteux. Vidal l'accordait à M. Maisonneuve en 1855, et M. Giraldès (5), bien que protestant contre les deux expressions de cure instantanée et de cure radicale des rétrécissements par l'uréthrotomie, ajoutait :

« Il n'y a qu'une chose d'instantanée, c'est l'évacuation possible des urines. »

Depuis lors, l'expérience a prouvé l'efficacité de l'uré-

(1) *Bulletins de thérapeutique*, 1861, t. LX, p. 258.
(2) Tillaux. Thèse d'agrégation, Paris, 1863, p. 74.
(3) *Des rétentions d'urine*, Paris, 1863, p. 221.
(4) *De l'endoscope et de ses applications*, 1865.
(5) *Bulletins de la Société de chirurgie*. Discussion sur l'uréthrotomie, 1855, p. 443.

throtomie dans quelques cas de rétention d'urine.

Ce moyen est-il préférable aux autres procédés, à la ponction de la vessie, par exemple ? C'est ce que nous verrons plus loin. Qu'il nous suffise, pour le moment, de citer deux observations de M. Dolbeau ; elles montreront, mieux que nous ne saurions le faire, le parti que l'on peut tirer de cette méthode (1).

OBSERVATION Ire.

Rétention d'urine, uréthrotomie interne.

En 1859, au mois d'août, on apporta à l'hôpital un jeune garçon qui n'avait pas uriné depuis cinquante heures. Ce malade racontait qu'il avait eu plusieurs blennorrhagies, mais que jamais il n'avait eu de difficulté à rendre ses urines. Les accidents nouveaux étaient le résultat d'une journée passée dans l'orgie. L'interne de garde fut mandé ; il essaya le cathétérisme, mais il ne put parvenir dans la vessie. Le malade fut mis au bain, et on ordonna des cataplasmes. C'était le soir : les accidents ne cessant pas, on fit une application de sangsues au périnée. Le lendemain, à la visite, on trouvait le malade dans la situation suivante : la rétention datait de soixante-quatre heures ; la vessie remontait à l'ombilic, le méat laissait sortir une certaine quantité de sang, résultat des tentatives nombreuses de cathétérisme.

Le malade était très-agité dans son lit, le visage exprimait l'anxiété, le pouls était à 110. On parlait déjà de la possibilité de faire la ponction de la vessie, et on citait à ce propos un malade, alors dans les salles, et qui présentait des traces de cette opération pratiquée par Malgaigne.

Une bougie de cire fut introduite lentement ; elle me permit de constater un obstacle situé un peu au devant du bulbe ; j'introdui-

(1) *In* mémoire cité. *Bulletin de thérapeutique*. De l'uréthrotomie interne appliquée à quelques cas de rétention d'urine, par M. Dolbeau, chirurgien des hôpitaux.

sis alors une bougie conductrice, et j'essayai de franchir le rétrécissement. Après cinq minutes de tentatives, j'eus la satisfaction de faire pénétrer la bougie jusque dans la vessie ; immédiatement je n'hésitai pas à visser sur la bougie un uréthrotome de M. Charrière ; arrivé à l'obstacle, je fis saillir la lame, et aussitôt l'instrument fit sa voie, et pénétra, après un léger ressaut, jusque dans l'intérieur de la vessie. Déjà une petite portion d'urine s'écoulait par le canal ; l'uréthrotome retiré, je pus, sans la moindre difficulté, introduire une sonde de 4 millimètres ; la vessie fut débarrassée de son contenu. La sonde fut fixée à demeure. Chose singulière ! le malade, qui avait peu souffert, n'eut pas de fièvre, et, le lendemain, le pouls était à 80. La sonde fut maintenue en place pendant dix jours, puis la cure fut terminée par la dilatation temporaire au moyen des bougies en étain.

OBSERVATION II.

Rétrécissement uréthral. Rétention absolue de l'urine. Uréthrotomie. Guérison.

Louis F..., âgé de 26 ans, fondeur en fonte, entre le 16 septembre à l'hôpital Saint-Louis, salle Saint-Augustin, n° 70, pour une impossibilité complète d'uriner. Il y a deux ans et demi, cet homme fut atteint d'une blennorrhagie qu'il qualifie d'échauffement, et qui fut traitée par le poivre cubèbe pendant quatre jours seulement. L'écoulement ne dura que quinze jours. Six mois après, il s'aperçut que la miction était difficile et douloureuse ; il tirait fortement sur la verge ; souffrance aiguë de peu de durée, sans écoulement de sang. Depuis ce temps, il urinait plus souvent, mais le jet était petit et sortait en bavant.

Le 13 septembre 1860, après un travail plus considérable qu'à l'ordinaire, il se désaltère avec trois bouteilles de bière ; le soir, il ne peut plus uriner.

Le 15. Les bourses se tuméfient ; un médecin fait appliquer dix sangsues sur le périnée, sans tenter le cathétérisme.

Le 16, au matin, le malade est transporté à l'hôpital ; l'interne de garde ne peut parvenir à le sonder. A la visite, on constate l'état suivant : les bourses sont augmentées de volume, œdématiées, avec cette particularité que l'empâtement résiste davantage à la pression du doigt ; le périnée, peu douloureux, est couvert de sang des piqûres de sangsues. Le malade n'a pas uriné depuis soixante heures. La veine remonte jusqu'auprès de l'ombilic ; le faciès paraît légèrement excité, le pouls fréquent. Malgré une rétention d'urine aussi grande, le malade accuse peu de douleurs. M. Dolbeau tente un premier cathétérisme explorateur avec une bougie conique ; il est arrêté à quelques centimètres du méat ; une très-fine bougie, après quelques tâtonnements, pénètre jusque dans la vessie ; aussitôt il introduit la bougie conductrice de l'uréthrotome Charrière, visse l'instrument, qu'il fait entrer dans le canal, puis fait saillir la lame et parcourt tout l'urèthre d'avant en arrière. Après la saillie de l'uréthrotome, l'urine s'écoule avec un peu de sang. Une sonde en gomme élastique, d'un calibre moyen, est introduite sans difficulté dans la vessie, et est fixée à demeure. Le réservoir urinaire, distendu outre mesure, ne se vide que lentement sous l'influence de pressions exercées sur la lésion hypogastrique. Un litre d'urine est recueilli. Toute cette opération s'est faite presque sans douleur. Dans la journée aucun accident fébrile ; pas d'appétit, pas de souffrance.

Le 17, une autre sonde est introduite vers la région bulbeuse ; il existe encore un léger obstacle.

Le 18, suppression de la sonde. L'œdéme des bourses commence à disparaître.

Le 19, le mandrin Béniqué n° 30 pénètre avec quelque difficulté. Le bien-être continue.

Le 20, au soir, apparaît un gonflement rénitent limité à la base de la verge et à la racine du scrotum ; un peu de douleur à la pression de la lésion périnéale ; pas de frisson.

Le 21, le gonflement augmente, il s'étend au périnée ; une sonde est fixée à demeure ; les bourses, enveloppées de compresses imbibées d'eau blanche, sont élevées sur une planchette de gutta-percha reposant sur les cuisses.

Le 22, à la tuméfaction se joint de la rougeur et de la sensibilité qui se développe surtout à la pression.

Le 23, au soir, perte de l'appétit ; fièvre ; 108 pulsations.

Le 24, le gonflement augmente encore ; il envahit tout le scrotum et la cloison du dartos. En retirant la sonde, du pus s'écoule par le méat ; une sonde plus volumineuse est introduite. Le soir, le malade se plaint d'inappétence, de malaise ; il n'a pas été à la garde-robe depuis quatre jours. — Lavement.

Le 26, les bourses ont encore augmenté de volume; pas de fluctuation manifeste. Une lancette est plongée dans la tumeur et donne passage à un jet de liquide, séreux d'abord, puis à du pus en grande quantité. D'autres ponctions faites sur le scrotum ne donnent issue qu'à un peu de sang.

Le 27, le malade ne souffre pas; la tuméfaction est bien réduite; par l'incision, il sort du pus, quelques lambeaux de tissu cellulaire gangrenés sont extraits. Le doigt, introduit dans le foyer, sent la sonde à nu dans une longueur de plusieurs centimètres. Le dégagement se fait peu à peu; la santé générale reste bonne; la sonde fonctionne bien et n'a pas besoin d'être remplacée.

Le 10 octobre, la fistule est diminuée; il ne s'écoule plus qu'un peu de pus; le scrotum a son volume normal.

Le 15, on introduit la sonde facilement.

Le 26, le malade sort complétement guéri, sans fistule et avec un canal large. (Obs. recueillie par M. Lallement, interne de service.)

SECTION DEUXIÈME.

Évacuation de l'urine par une voie artificielle.

Deux opérations distinctes ont été pratiquées pour créer à l'urine une voie artificielle :

1° On a incisé l'urèthre, on a fait la boutonnière;

2° On a ponctionné la vessie en des points plus ou moins éloignés de son col.

CHAPITRE I.

INCISION URÉTHRALE EXTERNE, BOUTONNIÈRE.

«Il faudrait bien des pages pour faire la seule histoire de tout ce qu'on a confondu sous le nom de boutonnière» (1). En effet des incisions uréthrales du col, du corps de la vessie pratiquées dans les buts les plus divers, ont tour à tour reçu ce nom. Cependant quelques chirurgiens donnent à ce mot une signification précise. Mettant en parallèle les ponctions de la vessie, le cathétérisme forcé et le procédé qui nous occupe, ils limitent ainsi le sens du mot boutonnière. Pour eux c'est une incision uréthrale faite dans un but déterminé, ce but est de remédier aux

(1) *Archives générales de médecine*, 1857, t. X, 5e série, p. 328. A. Verneuil. Note historique et pratique sur l'uréthrotomie externe, etc.

accidents que produit la rétention d'urine. Ainsi, J.-L. Petit, Hunter, Amussat, Velpeau, Vidal. C'est à ce titre seulement que nous devons nous en occuper.

Au xve siècle, Marianus Sanctus (1), disciple de Jean de Vigo et de Jules de Romani, pratiquait l'incision de l'urèthre dans les cas de récidive de rétention d'urine. Après avoir parlé de son *rostrum arcuatum*, il dit :

« Et si le malade était sujet aux récidives de cette cruelle affection, qu'il se soumette sans délai à notre extraction dorée et sûre et salutaire avant l'apparition des plus graves accidents qui compromettaient non-seulement le succès de l'opération, mais encore la vie même du malade. »

Ce qu'il faut noter, ajoute Malgaigne (*loc. cit.*), « c'est l'application de son procédé de taille qui, dans le cas de simple rétrécissement, se réduit à la boutonnière. »

Plus tard encore, J.-L. Petit préconise la sonde à demeure, la sonde en S et la boutonnière, dans les cas où la douleur qu'éprouve le malade oblige le chirurgien à retirer la sonde (2).

« Ayant ouvert l'urèthre en ce lieu (près le col de la vessie), on y introduirait un stylet un peu courbe, lequel, ayant retiré la sonde, on tâcherait d'introduire dans la vessie en parcourant le reste du conduit, c'est ce qui m'a réussi plusieurs fois. » Cependant :

« On n'a pas toujours l'avantage de pousser la sonde aussi avant; mais pourvu qu'elle soit arrivée au périnée, on peut entreprendre de faire l'opération dont il s'agit, observant cependant de ne faire l'incision qu'autant qu'il

(1) Note d'Ambroise Paré, édit. Malgaigne, t. II, p. 572

(2) J.-L. Petit. *Bibliothèque chirurgicale*, 1837, p. 781.

en faut pour pouvoir passer le stylet; on la peut faire plus grande près du col parce qu'elle sera comprise dans la boutonnière qu'on se propose de faire; autrement il y aurait deux ouvertures à l'urèthre, ce ne serait pas un grand mal; mais il faut l'éviter si on peut.»

Pour J.-L. Petit, la boutonnière est donc une incision uréthrale, proche le col de la vessie. Si la sonde était arrêtée en un point quelconque du périnée, une incision pratiquée sur le bec de l'instrument laissait introduire un stylet qui permettait de pratiquer la boutonnière. Le but de cette boutonnière était d'évacuer l'urine : « Quand on a fait cette incision, dit-il, on introduit une canule (dans la vessie) à la faveur de laquelle on seringue des décoctions ou des eaux minérales capables d'amollir, de modifier...» (*Loc. cit.*)

Ce serait une erreur de croire que J.-L. Petit ait pratiqué l'uréthrotomie externe avec conducteur et sans conducteur dans un but curatif.

J.-L. Petit avait sur les obstacles uréthraux des notions trop incomplètes pour qu'il en soit autrement. Si, dans un long chapitre sur la rétention d'urine, il s'élève contre les carnosités (1) qu'il n'a point trouvées; il ne connaissait pas non plus les rétrécissements de l'urèthre. Les observations et les ouvertures cadavériques qu'il a faites lui ont fait conclure que « la cause la plus habituelle des rétentions d'urine dans lesquelles l'urèthre est oblitéré est le gonflement de la prostate. »

Dans un mémoire historique et critique sur l'uréthrotomie externe avant le XVIIIe siècle, M. Verneuil cite plusieurs exemples de boutonnière (2).

(1) J.-L. Petit. *Bibliothèque chirurgicale*, 1837, p. 756 et 758.
(2) *Loc. cit.*, p. 331.

C'est d'abord une observation de Richard Wisman :

« En 1682, un vieux libertin, atteint depuis longtemps d'une carnosité ayant résisté à tous les efforts, fut pris d'une suppression d'urine complète. Il envoya chercher Ed. Molins, qui le plaça sur une table comme pour le tailler et incisa l'urèthre près le col de la vessie. Les tissus étaient durs comme du cartilage et ne furent divisés qu'avec peine, mais pourtant l'ouverture du canal donna une libre issue à l'urine et amena un grand soulagement. Le rétrécissement était si étroit qu'on ne pouvait y introduire la plus fine bougie ; l'urine ne pouvait donc pas reprendre son cours normal. On se décida à garder en permanence l'ouverture du périnée pour l'excrétion de l'urine, etc. »

Plus loin, M. Verneuil montre Colot « incisant l'urèthre dans les cas d'urgence, alors que l'infiltration d'urine avait lieu, et dans les cas moins pressants où l'ischurie n'avait pas encore amené de complications. L'opération avait pour premier résultat de faire cesser la rétention d'urine, mais elle remplissait en même temps un autre but, variable suivant la nature du mal. »

C'est ainsi que Colot pratiquait la boutonnière pour des rétentions d'urine, produites par des calculs engagés dans le col vésical, pour traiter les carnosités vésicales, pour des paralysies de la vessie, etc. Il plaçait ensuite une canule afin de laisser sortir les eaux avec liberté.

Dans les cas où il était impossible d'introduire une sonde, Colot faisait aussi l'incision uréthrale. Un greffier au Parlement avait un étranglement calleux qui s'était fait depuis la pointe de la verge jusqu'à l'orifice interne de la vessie. « Je lui fis, dit Colot, une ouverture au périnée, mais sans règle et sans appui ; je trouvai, avec un stylet, le chemin de l'urèthre et celui du col de la vessie. Ce stylet m'en facilita l'entrée. »

Hunter (1) recommande aussi la boutonnière dans certains cas. « L'oblitération de l'urèthre, dit-il, qui s'oppose au passage de l'urine, empêche le chirurgien, dans la plupart des cas, d'introduire un instrument... Si l'obstacle reconnaît pour cause le développement morbide de la portion valvulaire de la prostate (luette vésicale), on peut faire pénétrer un cathéter jusqu'à la tumeur et inciser dessus comme pour la pierre, en faisant seulement une incision plus petite, ou en se servant d'un petit gorgeret ou d'un trocart d'une forme particulière qu'on peut faire pénétrer le long du cathéter, et de là jusque dans la vessie. »

L'incision uréthrale sert donc à Hunter à faciliter le cathétérisme forcé à travers la prostate, et même à la ponction de la vessie à travers cet organe.

Desault, puis Chopart, regardent la boutonnière comme inutile et dangereuse.

« Il est souvent arrivé à des hommes d'une haute réputation en chirurgie de commencer cette opération sans pouvoir l'achever » (2).

Boyer partage l'opinion des chirurgiens qui l'ont précédé. Cette opération est, dit-il, tombée en désuétude ; il serait inutile d'exposer les différentes manières de la pratiquer (3).

Malgré cette proscription, Vidal conseille encore la bou-

(1) Hunter. Édit. Ricord, 1859, p. 328.
(2) Chopart. *Maladies des voies urinaires*, t. II, p. 248.
(3) Op. cit., t. IX, p. 163.

tonnière et M. le professeur Velpeau (1) dans ses *Éléments de médecine opératoire*, s'exprime ainsi :

« Si j'étais jamais dans la nécessité d'ouvrir une voie artificielle aux urines, je me bornerais à chercher l'urèthre, à lui faire une boutonnière entre le rétrécissement et l'anus, dussé-je comprendre le sommet de la prostate dans mon incision, etc., etc. Ni moins dangereuse que l'incision lithotomique ordinaire, la boutonnière dont je parle l'est certainement moins que les autres espèces de ponctions. »

Vidal (2), qui est grand partisan des incisions uréthrales, décrit sous le même nom de boutonnière la section externe d'un rétrécissement de l'urèthre et la boutonnière proprement dite.

« Pourquoi, dit-il, ne la ferait-on pas comme opération d'urgence? »

Il compare la recherche de la portion membraneuse de l'urèthre à la recherche d'une artère que le chirurgien se propose de lier ; selon lui, on attribue à cette opération des difficultés et des dangers exagérés : « L'anatomie est le meilleur des conducteurs, et si l'état pathologique opère un changement dans cette partie de l'urèthre, il est favorable à l'opérateur, car c'est une dilatation qui a lieu. La boutonnière place l'urèthre de l'homme dans les conditions de celui de la femme ; donc, pour le cathétérisme, on a à franchir un espace limité, et si la prostate n'est pas malade, on l'exécute facilement. »

Il insiste aussi sur le rôle que peut jouer la boutonnière dans la cure radicale.

(1) Op. cit., 1839, t. IV, p. 729.
(2) Vidal. *Pathologie externe*, 1855, t. IV, p. 612-616.

« Quand il n'y a que rétrécissement de l'urèthre, on peut chercher à le traverser d'arrière en avant ou avec un stylet, une sonde, etc. »

Enfin (page 689), Vidal revient encore sur la boutonnière faite à la portion membraneuse de l'urèthre lorsqu'on voudrait inciser, broyer, perforer, cautériser des obstacles prostatiques ou du col vésical.

De même que M. Velpeau, Amussat avait proposé d'ouvrir l'urèthre en arrière d'un rétrécissement, afin de permettre l'introduction d'une sonde dans la vessie. L'urine évacuée, on aurait incisé l'urèthre jusque sur le rétrécissement (1).

M. Sédillot (2) appelle boutonnière l'uréthrotomie externe sans conducteur; il considère l'opération de Vidal seulement comme un procédé différent du sien. « Cette opération n'est applicable qu'aux rétentions d'urine causées par un rétrécissement infranchissable ou un épanchement de sang et d'urine par déchirure de l'urèthre. Le procédé ordinaire consiste à introduire une sonde jusqu'à l'obstacle et à inciser le canal sur la saillie de l'extrémité de l'instrument. On se guide ensuite sur un stylet très-fin pour trouver la direction de l'urèthre et en opérer la division. Vidal a conseillé de découvrir directement le canal de l'urèthre en arrière de l'obstacle et dans l'épaisseur du périnée. »

Dans une observation de J. Arnott, on voit la section d'un rétrécissement pratiquée d'emblée, sur un sujet affecté de rétention d'urine (3).

Un homme de 49 ans, atteint de rétrécissement de l'u-

(1) Malgaigne. *Méd. opér.*, 1861, p. 707.
(2) Sédillot. 1855. *Traité de méd. opér.*, t. II, p. 530.
(3) *Archives gén. de méd.*, t. I, série 4, 1824, p. 612.

rèthre depuis quinze ans, avait une rétention d'urine. L'introduction de la plus fine bougie était rendue impossible par un obstacle siégeant au bulbe. Arnott introduit un cathéter jusqu'à l'obstacle, pratique sur la pointe de cet instrument, au devant du rétrécissement, une incision par laquelle une fine sonde cannelée peut être poussée jusque dans la vessie. Le point rétréci du canal étant sectionné, le cathéter pénétra dans cet organe. Plus d'une pinte d'urine s'en écoula, bien que dix minutes auparavant le malade eût été obligé d'uriner. La guérison fut complète au bout de quinze jours.

Nous touchons ici à l'uréthrotomie externe, telle qu'elle a été appliquée à la cure des rétrécissements infranchissables, à la réparation du conduit urinaire; nous n'irons pas si loin.

Nous avons cité l'exemple d'Arnott, et la pratique de M. Sédillot, afin de faire ressortir les différences qui séparent l'uréthrotomie externe proprement dite de la boutonnière. En effet, si Vidal a proposé de découvrir directement l'urèthre en arrière de l'obstacle, s'il fait de la boutonnière une opération d'urgence; M. Sédillot fait une ouverture à l'urèthre, au devant de l'obstacle, pour inciser ensuite le rétrécissement, et cela dans un but curatif.

Dans les cas urgents, M. Sédillot emploie la ponction vésicale, témoins les observations 3 et 4 de son mémoire (1) sur l'uréthrotomie périnéale. Après avoir résumé les indications de son procédé d'uréthrotomie, M. Sédillot ajoute (2) :

« Nous bornons, comme on le voit, les applications de

(1) *Gazette médicale de Paris*, 1854.
(2) *Loc. cit.*, p. 112.

l'uréthrotomie externe au traitement des rétrécissements organiques, et ce n'est pas pour combattre les rétentions d'urine, mais pour rétablir l'ampleur et la liberté du canal, que nous l'adoptons. »

Le manuel opératoire n'est donc pas la seule différence à établir entre les opérations de Vidal et de M. Sédillot : leur but n'est pas le même.

L'uréthrotomie externe sur conducteur (opération de Syme), les faits de résection d'une partie du canal de l'urèthre, l'extirpation des tissus indurés (1), l'uréthrotomie externe par section collatérale (2), appartiennent encore moins au sujet qui nous occupe.

Ces opérations ont pour but de reconstituer un conduit uréthral, de guérir des fistules urinaires, etc. Cependant, après des tentatives multipliées de cathétérisme chez un malade atteint de rétrécissement de la partie spongieuse (une induration du volume d'un gland de chêne repoussait l'urèthre en haut, le malade urinait par regorgement), M. Bourguet, d'Aix (3), mit à découvert la partie indurée et l'enleva complétement avec la partie correspondante de l'urèthre.

Nous n'insisterons pas sur des faits aussi exceptionnels.

En résumé, nous avons vu la boutonnière pratiquée ou proposée dans la rétention d'urine par J.-L. Petit, Hunter, Amussat, M. Velpeau et Vidal. Qu'il s'agisse d'obstacles prostatiques ou de coarctations de l'urèthre, son but est l'évacuation de l'urine.

(1) Vidal, opér. cit., t. IV, p. 617, avait proposé d'extirper les rétrécissements.

(2) Mémoire à l'Académie de médecine, de M. Bourguet, 1861.

(3) *Gazette hebdomadaire*, 1861, p. 308.

Si quelques auteurs préfèrent l'incision uréthrale aux opérations qui se pratiquent sur la vessie, c'est que la boutonnière est, selon eux, moins dangereuse (Velpeau); qu'elle facilite le cathétérisme, qu'elle permet de remédier à la cause même des accidents, d'agir directement sur les rétrécissements, sur la prostate (Hunter, Amussat, Vidal).

Malgré les avantages qu'on a pensé retirer de la boutonnière, elle est à peu près abandonnée (1).

Faite sur le bec d'une sonde au devant d'un obstacle prostatique, c'est une opération facile, mais qui n'est pas exempte de dangers; incertaine, puisqu'elle n'est alors qu'un moyen de faciliter le cathétérisme et la ponction de la prostate.

Chez une malade de Béclard, de Strasbourg, la boutonnière n'empêcha pas des fausses routes et de nouvelles rétentions d'urine qui nécessitèrent plusieurs ponctions vésicales (2).

Pratiquée sans guide, en arrière d'un rétrécissement, comme le conseillait M. Velpeau et Vidal, c'est une opération longue et difficile.

M. Sédillot (3) rappelant le conseil donné par Vidal, ajoute : « Les connaissances anatomiques les plus exactes ne font pas disparaître les difficultés de cette opération que j'ai pratiquée deux fois et qui m'a paru extrêmement délicate et difficile. Ma deuxième opération fut faite en 1842, sur un jeune homme atteint d'une fistule périnéale ancienne, avec impossibilité de franchir l'urè-

(1) Verneuil. *Bulletin de la Société de chirurgie*, 1857, t. VIII, p. 36. MM. J. Jobert, Nélaton, Gaillard, etc., ne l'ont pas pratiquée.

(2) Observation de M. le Dr Rennes. *Gazette médicale*, 1834, p. 27.

(3) Sédillot. Op. cit., t. II, p. 530.

thre. Le malade a guéri, mais j'eus beaucoup de peine à trouver les portions membraneuses de l'urèthre. »

Si le périnée est le siége d'infiltration urineuse, d'anciennes fistules, d'induration des tissus, les difficultés et les dangers de la boutonnière faite sans conducteur ne peuvent qu'augmenter. Aussi M. le professeur Velpeau, qui est partisan de la boutonnière en arrière des rétrécissements, prévoyant ces difficultés, fait-il une restriction à l'emploi de cette méthode (1) :

« Elle est de nature, si je ne me trompe, à remplacer avec efficacité (les autres ponctions vésicales) dans tous les cas où l'état morbide ou anormal du périnée ne s'oppose pas à ce qu'on attaque les voies urinaires par cette région. »

Quant à la dilatation uréthrale en arrière d'un rétrécissement, qui, selon Vidal, doit faciliter l'opération, on ne saurait compter sur elle pour se guider. M. le Dr Caudemont (2) fait remarquer, en effet, et avec raison, que la dilatation est loin d'être la règle, comme on l'a cru, et que pour sa part il l'a rarement rencontrée (3).

Enfin, des accidents peuvent accompagner l'opération. M. Sédillot, il est vrai, admet que les hémorrhagies ne sont pas à craindre, « les artérioles du bulbe cessent spontanément de couler et ne réclament qu'une légère com-

(1) *Éléments de méd. opér.*, t. IV, p. 729.

(2) *Bulletins de la Société anatomique*, 1857, p. 12.

(3) Les faits de dilatation de l'urèthre se rapportent presque toujours à quelque cause spéciale : contusions, calculs, abcès, fonte tuberculeuse, etc. *Bulletins de la Société anatomique*, avril 1858. — *Idem*, 1859, p. 36. — Brault. Thèse de Paris, p. 106. — Civiale. *Traité pratique*, t. I, p. 140. — *Bulletins de la Société chirurgicale*, 1858, t. VIII, p. 419. — Ducamp. *Traité des rétentions d'urine*, 1822, p. 51.

pression ; » mais tous les auteurs ne sont pas de cet avis. Les dangers des incisions sur la ligne médiane du périnée, les hémorrhagies qui suivent la blessure du bulbe de l'urèthre, les phlébites qui en sont les conséquences, ont contribué pour leur part à faire rejeter les procédés de taille uréthrale (1).

La boutonnière expose en outre à des fissures urinaires, dont la guérison est toujours difficile à obtenir. Nous citerons à cette occasion ce que dit Louis (2) de la taille par le grand appareil « qui, à proprement parler, était une boutonnière » (3).

Après avoir cité plusieurs observations de rétrécissements, de fistules, de pierres développées dans le périnée à la suite de la taille faite par ce procédé, il ajoute :

« La cause de ces fistules vient du rétrécissement de l'urèthre dans l'endroit où le canal a été coupé sans nécessité ni raison. La constriction de la portion de l'urèthre qui a été incisé trop haut, détermine les urines à passer en partie par la plaie, et la fistule qui en résulte devient ensuite l'occasion du rétrécissement de l'urèthre dans toute son étendue, etc. »

M. le professeur Cruveilhier fait le même reproche à la boutonnière (4).

Nous venons de voir la boutonnière proprement dite ; dans quelques circonstances le chirurgien peut encore être conduit à attaquer avec le bistouri les voies urinaires, dans la rétention d'urine. Nous voulons parler des réten-

(1) Malgaigne. *Médecine opératoire*, 1861, p. 720.

(2) Mémoire sur les pierres formées hors des voies naturelles de l'urine. *Académie royale de chirurgie*, t. III, 1819, p. 336.

(3) Malgaigne. Op. cit., p. 721.

(4) *Anatomie pathologique*, t. II, p. 583.

tions causées par les contusions du périnée, et des rétentions produites par des calculs, des corps étrangers.

Dans les traumatismes du périnée en particulier, où la rétention d'urine peut survenir, peu de temps après l'accident, quelques chirurgiens ont cherché (devant des tentatives infructueuses de cathétérisme) à découvrir l'urèthre. Les faits que nous connaissons sont peu favorables à cette méthode ; le plus souvent, après une dissection pénible, la recherche de l'urèthre a dû être abandonnée.

Syme rapporte qu'il tenta en vain l'uréthrotomie externe dans un cas de ce genre ; il dut pratiquer la ponction vésicale (1).

Les incisions au périnée ne nous semblent indiquées que dans les infiltrations d'urine consécutives à une rupture de l'urèthre, lorsque le cathétérisme est impossible et que le chirurgien espère ouvrir ainsi une voie à l'urine, mais ce n'est plus là une boutonnière (2).

Lorsqu'un corps étranger, un calcul produit la rétention d'urine, il peut être nécessaire d'agir sur le canal.

Nous avons vu M. Velpeau enlever un corps étranger de la portion membraneuse de l'urèthre en faisant une incision à ce conduit. M. Huguier (3), pour un calcul volumineux engagé dans la portion prostatique de l'urèthre, incisa le canal au devant de l'obstacle sur le bec d'un cathéter, parvint à extraire le calcul par cette voie, et fit cesser les accidents de la rétention d'urine.

Le plus souvent, d'autres opérations, l'extraction au

(1) *Archives gén. de méd.*, 1858, t. II, p. 94.

(2) Demarquay. *Bulletin de la Société de chirurgie*, 1857, t. VIII, p. 76. — Gosselin. *Gazette des hôpitaux*, 1859, p. 193.

(3) *Bulletin de la Société de chirurgie*, t. IX, 1859, p. 483.
Idem. MM. Chassaignac et Depaul. *Loc. cit.*

moyen d'une curette, la lithotritie uréthrale, rendront l'incision inutile.

Nous avons vu, à Sainte-Eugénie, M. Marjolin extraire un calcul avec une curette chez un enfant de 7 ans qui, depuis la veille, était pris de rétention d'urine et urinait par regorgement. Un autre fait, observé à Sainte-Eugénie, nous a montré l'inconvénient de l'incision uréthrale. En ville, un médecin avait pratiqué une boutonnière à l'urèthre d'un enfant pour un calcul retenu à 1 cent. 1/2 du méat. Dix jours après, les lèvres de la plaie étaient sèches, sans tendance à la cicatrisation.

N'eût-il pas été préférable dans ce cas de débrider le méat?

Enfin, la boutonnière peut être pratiquée dans le but d'entretenir une voie artificielle à l'urine.

Ainsi, chez un malade amputé de la verge par Béclard, de Strasbourg, chez lequel la section du canal fut suivie d'une oblitération complète (1); ainsi chez un malade dont M. Demarquay rapportait l'histoire à la Société de chirurgie (2).

Il nous semble qu'on peut conclure de ce qui précède : que la boutonnière ne saurait être une opération d'urgence. Si, dans quelques cas spéciaux, elle est nécessaire (corps étrangers, création d'un hypospadias artificiel), dans l'immense majorité des cas, elle doit être rejetée.

(1) *Gazette médicale*, 1834, p. 27.
(2) *Bulletin de la Société de chirurgie*, année 1857-58, p. 58.

CHAPITRE II.

PONCTION DE LA VESSIE.

§ I. — *Ponction périnéale.*

S'il est vrai que la ponction de la vessie pratiquée au périnée soit en germe dans l'opération de Celse (1), il n'est pas moins certain qu'on ne connaît pas exactement son premier inventeur.

Dionis, professeur de chirurgie au Jardin du Roi en 1673, pratiqua la ponction vésicale au périnée. Son procédé se trouve décrit dans son *Cours d'opérations de chirurgie* (2).

Le malade est placé comme pour la taille. « L'opérateur prendra un instrument fait exprès, en forme de scalpel, étroit, pointu et long de 4 ou 5 pouces. Il le plongera droit dans la vessie, en commençant la ponction à côté du raphé, au même endroit où se fait l'incision de la lithotomie, etc.; sur l'instrument tranchant on glisse une canule d'argent, etc. »

Dans quelques cas (callosités du conduit de l'urèthre) le malade gardait cette canule toute sa vie, « comme j'en ai vu plusieurs qui en ont porté jusqu'à leur mort » (page 197).

Dionis regarde cette opération comme une des plus faciles de la chirurgie; cependant il ne serait pas éloigné de lui préférer la ponction de frère Jacques (pour la pierre), c'est-à-dire une incision au corps même de la

(1) M. Verneuil. *Archives gén. de méd.* 1857, 5e série, t. X, p. 329.
(2) Dionis. Op. cit., p. 196.

vessie, proche son col, afin de ne pas courir « le danger d'entamer le col de la vessie, ce qui peut redoubler les accidents et frustrer le malade du fruit qu'il attend de l'opération. »

La Faye (1780), dans ses notes à l'ouvrage de Dionis, reconnaît l'insuffisance des moyens médicaux et du cathétérisme dans certains cas de rétention d'urine. Il pratique aussi la ponction périnéale, mais il emploie le trocart que Junkers avait substitué au bistouri (1).

Cette ponction est à peu près abandonnée aujourd'hui; cependant quelques auteurs en donnent encore le manuel opératoire (2).

« Le malade est fixé comme pour la taille latéralisée ; le chirurgien se place entre ses cuisses, et, un aide ayant relevé les bourses d'une main, tandis que l'autre appuie sur l'hypogastre pour déprimer l'organe, il enfonce un trocart droit, long de 21 à 24 centimètres, au milieu d'une ligne tirée de l'ischion au raphé, à 8 ou 10 millimètres au devant de l'anus. L'instrument est d'abord conduit dans une direction presque parallèle à l'axe du corps, puis incliné en dehors pour éviter la prostate, au-dessous de laquelle il doit arriver dans la vessie. La sortie de quelques gouttes d'urine, etc... »

Boyer conseillait d'inciser le périnée comme pour la taille latérale et de faire la ponction après s'être bien assuré de la position de la vessie (3). Comme Hunter (4), il recommande de placer le doigt indicateur de la main gauche dans le rectum, afin d'éviter une perforation de cet organe.

(1) Roux. Dictionnaire en 30 volumes, t. XXVII, p. 512.
(2) Sédillot. *Médecine opératoire*, t. II, Paris, 1855, p. 532.
(3) Op. cit., t. IX, p. 156, 1824.
(4) Hunter. Édit. Ricord, p. 328.

Presque tous les auteurs regardent la ponction périnéale comme incertaine et dangereuse ; le chirurgien peut se fourvoyer, blesser des organes importants, etc. (1). Le seul avantage qui lui soit reconnu, c'est d'être faite dans le lieu le plus déclive de la vessie en un point relativement fixe de cet organe.

§ II. — *Ponction par le rectum.*

En 1782, dans un mémoire couronné (2) par l'Académie de chirurgie, Camper présente la ponction de la vessie par le rectum comme la seule méthode à employer « lorsque l'on commence à craindre » dans les rétentions d'urine.

Cette ponction, inventée par Fleurant, chirurgien de la Charité de Lyon en 1750, était généralement pratiquée du temps de Camper en Angleterre et en Allemagne. « La ponction par le périnée, dit-il, est incertaine et dangereuse ; celle de la vessie au-dessus de l'os pubis est encore plus à craindre puisqu'on ne peut pas y laisser la canule, et qu'on risque entre le péritoine et les parties voisines, des infiltrations d'urine qui causent presque toujours la mort. »

Nous empruntons à M. Sédillot la description de cette opération (3).

(1) Camper in *Mémoires de l'Acad. de chir.*, 1819, t. V, p. 629.
M. Velpeau. *Médecine opératoire*, t. IV, p. 734.
Boyer. Op. cit., t. IX, p. 157.
Roux. Dictionnaire en 30 volumes, t. XXVII, p. 513.
Malgaigne. *Médecine opératoire*, 1861.
Sédillot. Op. cit., p. 553.
Phillips. Op. cit., p. 468.

(2) In *Mémoires de l'Académie royale de chirurgie*, 1819, t. V, p. 629.

(3) *Loc. cit.*

Le malade et le chirurgien sont placés comme pour la ponction périnéale.

« Le chirurgien introduit le doigt indicateur gauche enduit d'un corps gras dans le rectum, la face dorsale appuyée contre la paroi postérieure de l'intestin, et reconnait la saillie que fait la vessie. Le trocart présentant un segment de cercle d'environ 24 centimètres de diamètre, est introduit, la concavité tournée en haut, la pointe retirée dans l'intérieur de la canule le long de la face palmaire. Lorsque la canule a dépassé le bout du doigt et que l'opérateur sent qu'elle est en contact avec la face antérieure du rectum, il pousse la tige du trocart, perce d'un seul coup la paroi recto-vésicale et pénètre dans la vessie à 3 centimètres environ en arrière de la prostate. Le poinçon est retiré, et la cauule, restée en place, est fixée au moyen du bandage en T double. »

« La ponction recto-vésicale expose, dit M. le professeur Velpeau (1), à des abcès.., à des fistules qui sont toujours graves et dont la guérison est trop difficile à obtenir pour qu'on s'expose à la faire naître quand il est possible de s'en dispenser. »

Malgré les succès obtenus par Fleurant, Pouteau, Hamilton (2), l'on peut voir, d'après un relevé statistique de Mondières (3), toute la justesse des objections faites à ce procédé.

Sur ving-huit cas qu'il a relevés, Mondières a trouvé :

(1) Op. cit., t. IV. p. 734.

(2) Hunter. p. cit., 324.

(3) *Revue médicale*, t. II, avril 1841.

Succès	19
Fistules, persistantes	3
Infiltrations uréthreuses	3
Abcès	3
Morts	2
	28

Il est vrai que Cock, de Londres, cité par M. Giraldès, fournit des chiffres bien plus favorables à la ponction recto-vésicale (1).

Sur 40 cas où ce procédé a été employé, il n'y eut aucun exemple de fistule; 6 opérés moururent, mais la mort de ces malades paraît avoir été la conséquence des infiltrations urineuses qui existaient auparavant. En outre, les six autopsies faites, le péritoine fut trouvé intact; une seule fois la prostate avait été traversée par le trocart il n'en était résulté aucun accident particulier.

Quoi qu'il en soit, les chiffres fournis par Mondières suffisent pour prouver la fréquence des accidents occasionnés par la ponction recto-vésicale.

Si les six autopsies citées par M. Giraldès dissipent un peu les craintes qu'ont les chirurgiens d'atteindre le péritoine, il n'en est pas de même pour la perforation de la prostate, or l'innocuité de cette lésion est loin d'être démontrée. Mais d'autres objections encore peuvent être faites à la ponction recto-vésicale. Elle n'est pas sûre et quelquefois difficile à exécuter.

« Dans beaucoup de cas cette opération ne peut être exécutée d'une manière méthodique. Chez les vieillards, la prostate est souvent très-volumineuse et le doigt, introduit dans le rectum, ne peut en atteindre les limites

(1) *Bull. soc. de chir.*, t. VIII, p. 483.

supérieures. On ne peut donc diriger le trocart avec précision. On pique pour ainsi dire au hasard, en s'exposant à blesser les vésicules séminales ou à pénétrer dans le péritoine, ou à traverser la prostate » (1).

Boyer (2) cite un exemple malheureux de ponction recto-vésicale. Le malade qui fait le sujet de cette observation était d'un embonpoint considérable. Le chirurgien ordinaire et deux autres personnes expérimentées crurent que l'épaisseur des parois abdominales ne permettrait pas au trocart d'atteindre la vessie. On pratiqua la ponction par le rectum. Deux ponctions successives ne laissèrent pas couler une goutte d'urine. L'autopsie montra que l'urèthre avait été perforé «dans les tentatives qu'on avait faites par le rectum.»

Nauche a vu la ponction recto-viscérale suivie d'abcès entre la vessie et le rectum. Bonn, Collomb, Norris, rapportent chacun un exemple de communication permanente entre ces deux organes (Mondières, *loc. cit.*, p. 21).

Enfin, même lorsque l'opération a réussi, il est des inconvénients.

« Le séjour de la canule dans le rectum est fort incommode ; elle exige beaucoup de soins pour faciliter la sortie des matières fécales, le malade doit rester au lit, et elle provoque des ténesmes et de faux besoins d'aller à la garde-robe » (3).

C'était pour faciliter le séjour de la canule dans le rectum que Fleurant (4) employa, dès sa seconde ponction un trocart qui représentait un segment de cercle d'environ 5 pouces de diamètre.

(1) Robert. *Bull. soc. de chir.*
(2) Boyer. Op. cit., t. IX, p. 161.
(3) Phillips. Op. cit., p. 469.
(4) Roux. *Loc. cit.*, p. 514.

Depuis, quelques chirurgiens ont recommandé de glisser dans la canule d'argent une sonde flexible qu'on laisse à demeure après avoir retiré la canule (1).

Hamilton (2), une fois l'urine évacuée, enlevait la canule sans laisser dans la vessie aucun conducteur pour l'urine. Chez un malade qu'il opéra ainsi, la vessie retenait l'urine comme à l'ordinaire jusqu'à ce que le besoin de la miction se fît sentir. Lorsque ce malade voulait uriner, l'ouverture artificielle de la vessie se rouvrait et le liquide s'échappait par l'anus. Six jours après l'opération la totalité de l'urine s'écoula par l'urèthre qu'on avait dilaté.

Hunter (3), à cette occasion, cite l'histoire d'un malade qui présentait une fistule vésico-rectale spontanée. Ayant besoin d'uriner, dit-il, le malade s'accroupissait et urinait volontairement par le rectum. Mais Hunter, qui cherche ainsi à atténuer les inconvénients de la ponction par le rectum, ajoute : « Il est des cas où, par suite d'abcès qui se sont formés entre la vessie et le rectum, et qui ne se sont point cicatrisés, il y a passage réciproque des matières contenues dans ces deux cavités. »

§ III. — *Ponction sus-pubienne.*

Une note ajoutée au mémoire de Camper en 1819 (4) prouve que la ponction de la vessie par le rectum n'a pas joui, au moins en France, d'une longue faveur. L'auteur de cette note, après avoir montré la ponction vésicale en lutte avec le cathétérisme forcé, dans le traitement de la

(1) Philipps. Op. cit., p. 467.
(2) Hunter. Édit. cit., p. 324.
(3) Op. cit., p. 327.
(4) *Loc. cit.*

rétention d'urine, dit que la ponction préférée est celle qui se pratique au bas de la ligne blanche.

Cette ponction sus-pubienne avait été faite par Tolet, J. Méry, Morand (1), etc. Méry fit pour la première fois cette opération à l'Hôtel-Dieu en 1701 ; il enfonça son trocart à côté de la partie externe et inférieure du muscle droit, afin d'éviter la veine épigastrique (2). Dans la suite, Méry ponctionna au niveau da la ligne blanche.

J.-L. Petit ne semble pas avoir pratiqué la ponction de la vessie ; il n'en est point fait mention dans le chapitre où est étudiée la rétention d'urine (3). Cependant J.-L. Petit connaissait la ponction de Méry. Dans ses *Remarques sur les tumeurs formées par la bile retenue dans la vésicule du fiel,* il propose l'incision et la ponction de cette vésicule, lorsque celle-ci adhère au péritoine, « de la même manière que feu M. Méry, notre confrère, l'a imaginée pour tirer l'urine de la vessie urinaire. Il l'a faite plusieurs fois, et plusieurs d'entre nous l'ont pratiquée avec succès dans les cas où il est impossible d'introduire la sonde » (4).

Boyer (5) décrit les trois espèces de ponctions. Comme Desault, Chopart, Sabatier, Richerand (6), il donne la préférence à la ponction suspubienne, parce qu'elle est plus simple, plus sûre et moins incommode pour le malade (*loc. cit.*, 162).

M. le professeur Malgaigne, dans son *Manuel de médecine opératoire* (7), s'exprime ainsi :

(1) Velpeau. *Médecine opér.*, t. IV, p. 783.
(2) P. Boyer. *Mal. chir.*, 1824, t. IX, p. 156.
(3) Op. cit., p. 747 et suivantes.
(4) Op. cit., p. 459.
(5) *Traité des maladies chirurgicales*, 1824, t. IX, p. 144.
(6) Chopart. Note de F. Pascal. 1821, t. II, p. 681.
(7) *Manuel de médecine opératoire*, Paris, 1861, p. 706.

« La ponction par le périnée, la ponction par le rectum, sont également abandonnées, et l'on ne pratique que la ponction sus-pubienne, etc. On conseille généralement pour cette ponction le trocart de frère Côme, long de 11 centimètres environ, monté sur un manche taillé à pans, et offrant dans sa courbure une portion d'un cercle de 18 centimètres de diamètre. Pour moi qui l'ai pratiquée assez souvent, je ne me suis jamais servi que du trocart ordinaire.

« Le malade couché sur le côté droit de son lit, la tête et la poitrine un peu élevées, les cuisses légèrement fléchies ; le chirurgien placé du même côté tend la peau avec le pouce et l'indicateur de la main gauche, et, saisissant de la main droite le trocart, il le plonge perpendiculairement à l'axe du corps au bas de la ligne blanche, à 2 ou 3 centimètres environ au-dessus de la lymphe du pubis, jusque dans la vessie. Quand on a pénétré, on retire le poinçon et l'on évacue l'urine; après quoi la canule est retirée à l'ordinaire.

« Si l'on craint que le cours de l'urine ne puisse se rétablir immédiatement, on conseille de boucher la canule avec un fosset et de la fixer autour du corps, etc. »

Si des ponctions vésicales pratiquées au périnée et au rectum sont accusées, à juste titre, de produire des accidents d'une certaine gravité; quelques auteurs ont, de même, fait des objections à la ponction sus-pubienne. Ainsi, M. le professeur Velpeau, dans ses *Éléments de médecine opératoire* (1), admet qu'elle expose aux infiltrations plus qu'aucune autre, parce que la vessie ne se vide pas bien. Or, sur 55 ponctions par ce procédé, Mondières (2)

(1) Op. cit., t. IV, p. 734.
(2) *Loc. cit.*

n'a pas trouvé un seul cas de mort dû à l'infiltration d'urine. Nous ne nierons pas la possibilité de cet accident, mais nous pensons qu'il est important de tenir compte de la manière dont l'opération est pratiquée.

Nous avons vu, en effet (Malgaigne), que tantôt la canule est laissée à demeure après la ponction, que tantôt elle est enlevée. S'il existe des faits (1) qui montrent qu'on a pu, sans inconvénient, retirer la canule peu après la ponction, il est certain que cette manœuvre expose à l'infiltration d'urine.

M. Fleury (de Clermont) rapporte qu'il a eu plusieurs fois recours à la ponction sus-pubienne; une seule fois il a observé l'infiltration d'urine; le malade avait intempestivement retiré sa canule (2).

C'est sans doute une ponction évacuatrice simple, sans canule laissée à demeure, qu'a faite M. le professeur Velpeau (3), lorsqu'il dit : « Un malade auquel j'ai pratiqué la ponction deux fois en trois jours est mort le sixième d'une péritonite. Un foyer noirâtre peu étendu se voyait entre le bas de l'hypogastre et le dessus de la vessie. »

La crainte de l'infiltration empêchera peut-être aussi de substituer une sonde de gomme à la couche métallique immédiatement après l'ablation du poinçon. Cependant ce conseil a été donné, notamment par M. Deguise. Ce chirurgien désirait à la fois remplacer le trocart courbe (qui expose, selon lui, à léser le prostate ou le bas-fond de la vessie) par un trocart droit, et remplir l'indication principale de la canule courbe, de ne pas heurter la paroi postérieure de la vessie (4).

(1) Entre autres, une observation de Méry, in *Mémoires de l'Académie des sciences*, 1701, p. 290.

(2) *Bull. soc. de chir.*, t. VIII, 1857-58, p. 476.

(3) Op. cit., t. IV, p. 733.

(4) Boyer, d'après Sharp, cite un cas d'eschare gangréneuse et

Le professeur Malgaigne faisait aussi cette substitution. Deux observations de MM. Vangaver et Parisot, recueillies dans son service à l'hôpital Saint-Louis, rappellent ce fait; il n'en résulta rien de fâcheux (1).

Le plus souvent, c'est un trocart courbe qui est employé; sa canule, fixée, est laissée à demeure; plus tard, s'il y a lieu, l'on en change. Dans un cas, Robert eut beaucoup de peine à remettre en place une canule que le malade avait retirée huit jours après la ponction. Pour éviter cette difficulté, il recommandait de laisser la canule à demeure une quinzaine de jours au lieu de quatre ou cinq, comme on l'a conseillé. Au bout de ces quinze jours, la canule enlevée peut être remplacée par un tube de caoutchouc (2).

En laissant une canule à demeure, l'on crée une fistule urinaire. Quelques auteurs paraissent beaucoup redouter cet accident, et cependant les exemples de fistules hypogastriques sont rares à la suite de la ponction lorsque l'urine a repris son cours normal (3). M. Civiale n'en a vu qu'un seul exemple, et encore ne dit-il pas dans quelles conditions se trouvait l'urèthre du malade qu'il a observé (4).

La facilité avec laquelle s'oblitèrent ces trajets fistuleux est au contraire notée dans un grand nombre d'observations.

Boyer (5) a vu une fistule hypogastrique entretenue

de fistule vésico-rectale produite par le contact d'une canule droite contre la paroi postérieure de la vessie (*loc. cit.*, p. 147).

(1) *Revue médico-chirurgicale*, t. XV, 1854, p. 176.
Idem. t. XVIII, 1855, p. 372.

(2) *Bull. soc. chir.* (*loc. cit.*, p. 475).

(3) Boyer. *Loc. cit.*, p. 50.

(4) Civiale. *Bulletin de thérapeutique*, mars 1865, p. 205.

(5) Boyer. *Loc. cit.*, p. 152-153.

pendant près de trois mois, entièrement cicatrisée au bout de deux jours, dès que l'urine eut repris sa voie normale et que la canule fut enlevée.

Chez un autre malade qui avait gardé plus de cinq mois une fistule hypogastrique, Boyer constata le même fait.

Nick (1) rapporte qu'un malade conserva pendant douze ans une canule à l'hypogastre; en onze ans, deux fois, bien qu'on eût intérêt à conserver la fistule, l'oblitération du trajet nécessita de nouvelles ponctions.

Dans un fait de M. Blondeau (2), un enfant garda plus de trois mois une canule; en cinq jours, l'oblitération fut complète par le seul rétablissement du canal de l'urèthre.

M. Robin, de Brissac (3), pratiqua six fois dans un an la ponction sus-pubienne chez le même individu sans avoir vu survenir aucun accident.

Les deux observations du Journal de Malgaigne constatent également la rapidité avec laquelle s'oblitère la fistule produite par la canule laissée à demeure.

Enfin les cinquante-cinq faits de ponction sus-pubienne recueillis par Mondières (4) ne fournissent aucun exemple de fistule persistante. Boyer (5) semble ne pas admettre la possibilité de leur existence lorsque l'urine a repris son cours normal. Cependant M. le professeur Richet a vu à l'hôpital Saint-Louis un malade qui avait conservé un trajet fistuleux; ce malade était obligé de placer le doigt sur l'orifice cutané lorsqu'il urinait.

Dans son ouvrage d'anatomie pathologique, M. le professeur Cruveilhier (6) note la possibilité de ces fistules

(1) *Gazette médicale*, 1839, p. 185.
(2) *Bulletins de la Société anatomique*, 1857, p. 224.
(3) Mondières. *Loc. cit.*, p. 331.
(4) *Revue médicale. Loc. cit.*
(5) Op. cit., t. IX, p. 50.
(6) *Anatomie pathologique*, t. II, p. 575.

vésico-cutanées hypogastriques, mais n'en donne aucun exemple. Le savant professeur rapporte le fait suivant, qu'il a observé en 1814 dans le service de Dupuytren :

« Un soldat avait reçu un coup de feu à l'hypogastre. Aucun accident n'étant survenu, le malade fut abandonné à lui-même. Les urines, qui d'abord passaient par la plaie hypogastrique, se partagèrent bientôt entre la plaie et les voies naturelles, puis passèrent entièrement par ces dernières. La fistule guérit parfaitement sans qu'on ait eu besoin d'avoir recours à la sonde en permanence (1).

Il y a loin d'un traumatisme de cette nature à la plaie que fait un trocart.

Nous citons cette observation, parce que nous pensons qu'il serait plus facile de réunir des faits analogues (2) que de trouver des fistules urinaires hypogastriques chez des sujets qui urinent par les voies normales.

Ne peut-on en conclure que la ponction sus-pubienne tire plus d'avantages que d'inconvénients du point élevé où elle est pratiquée? que le siége de la plaie vésicale n'est pas étranger à la rareté de l'infiltration urineuse ni à l'oblitération facile du trajet fistuleux ?

Toutefois, une fistule hypogastrique présenterait bien moins de gravité qu'une fistule recto-vésicale.

M. Vottem, professeur à Liège (3), rapporte qu'un homme ayant une oblitération complète de la portion prostatique (4) de l'urèthre porta des années une canule

(1) *Eod. loc.*

(2) Boyer, t. IX, p. 50, donne une observation d'infiltration urineuse et de fistule hypogastrique, suite de contusion chez une femme enceinte. Guérison spontanée après l'accouchement.

(3) *Annales de la chirurgie française et étrangère*, t. IV, p. 42.

(4) H. Thompson (*Gazette hebdomadaire de médecine*, Paris, 1857, p. 322) affirme qu'il n'y a pas un seul cas de rétrécissement prostatique dans les musées de Londres, d'Édimbourg, de Paris.

à l'hypogastre sans en être nullement gêné dans la marche, etc.

Le fait rapporté par Hunter (p. 60) est trop exceptionnel pour permettre de supposer qu'une fistule recto-vésicale ait toujours une pareille simplicité.

On a reproché aussi à la ponction sus-pubienne certains troubles de la miction.

Dans une observation de M. Voillemier intitulée : *Chute sur le périnée, rupture de l'urèthre, ponction de la vessie, uréthrotomie et rétablissement du canal,* on lit (1) :

« Il est un point sur lequel je crois devoir insister : quand le malade, qui urine trois fois par jour, a fini d'uriner, et alors qu'on pourrait croire la vessie vide, si l'on pratique le cathétérisme, on voit qu'elle contient environ deux ou trois cuillerées d'urine. Pour que ce liquide s'écoule, il faut presser sur l'abdomen, et si l'on vient à discontinuer cette pression, on voit à l'instant l'urine cesser de sortir, et on entend l'air rentrer dans la vessie. C'est que celle-ci est adhérente à la paroi antérieure de l'abdomen, et que ses adhérences ne lui permettent pas de revenir sur elle-même. Il est probable que chez notre jeune malade cette circonstance n'aura pas de gravité, et qu'à la longue, ces adhérences venant à céder, permettront à la vessie de se vider complétement, etc. »

Ces adhérences sont-elles fréquentes ?

Nous les avons trouvées notées deux fois seulement et constatées par l'examen anatomique. Dans une observation de Wolf, de Bonn (2) (autopsie trente-huit jours après la ponction), « on trouva la vessie très-contractée, les membranes très-épaisses, la surface antérieure intimement adhérente à la paroi de l'abdomen. »

(1) *Bull. soc. chir.*, 1857-58, p. 97.
(2) *In* Mondières. *Loc. cit.*, p. 344.

La même lésion fut trouvée par M. le Dr Surmay (1) chez un sujet ponctionné six mois auparavant qui succomba aux suites d'une cystite purulente (2).

Enfin quelques chirurgiens objectent à la ponction sus-pubienne des difficultés opératoires, dans des cas exceptionnels, il est vrai :

« 1° Chez les sujets très-gras et très-fortement musclés, on rencontre des difficultés sérieuses ; on est obligé alors de prendre un trocart très-long, de l'enfoncer à une grande profondeur, et on est exposé à léser la paroi opposée de la vessie » (3).

2° On a dit que l'exécution de la ponction sus-pubienne pouvait être rendue très-difficile lorsque la vessie ne se laissait pas distendre et ne pouvait s'élever au-dessus de la symphyse pubienne.

M. Deguise (4) a conseillé, pour parer à la première difficulté, d'inciser au bistouri la peau et le tissu cellulaire jusqu'à la ligne blanche, et de ponctionner dans l'incision. D'autres chirurgiens préfèrent recourir à la ponction recto-vésicale ou à la sous-pubienne (M. Voillemier). Quant à la rétention d'urine, avec une vessie qui ne s'élève pas au-dessus du pubis, c'est un fait très-rare, et l'on a le droit de se demander jusqu'à quel point la ponction est alors nécessaire. Le plus souvent cet état de la vessie se produit chez des sujets arrivés au dernier degré du marasme urinaire ; les troubles de la miction appartiennent

(1) Dodeuil. Thèse de Paris, 1866, p. 92.

(2) Un homme, dans les neuf mois qui précédèrent sa mort, avait subi plusieurs ponctions vésicales ; l'autopsie ne révéla aucune trace de ces opérations (M. Rennes, *Gazette médicale*, 1834, p. 27).

(3) *Bull. soc. chir.*, t. VIII, 1855-58, p. 474 (M. Chassaignac).

(4) *Bull. soc. chir.*, 1857-58, p. 475. — Ce conseil a aussi été donné par Boyer. Op. cit., t. IX, p. 154.

tout autant à l'anurie qu'à la rétention d'urine; l'autopsie de ces sujets révèle presque toujours des altérations rénales considérables (1).

Dans d'autres cas, il existe quelque lésion uréthrale qui modifie les indications chirurgicales. Chez un malade de M. Demarquay (2), l'urèthre dilaté formait au périnée une tumeur superficielle fluctuante plus grosse que le poing; une incision sur la tumeur permit le cathétérisme, qui était impossible par le méat. L'autopsie montra que la vessie n'avait plus guère que 2 centimètres de diamètre.

A. Bérard (3) rapportait, d'après Richerand, qu'il fut un temps, à l'hôpital Saint-Louis, où la ponction sus-pubienne était remise aux mains des infirmiers.

On ne saurait louer un pareil abus de confiance, mais ne peut-on l'invoquer, jusqu'à un certain point, en faveur de la simplicité de cette opération ?

Quelques chirurgiens distingués, en la pratiquant, ont, il est vrai, atteint avec le trocart la paroi vésicale, la prostate (4); un élève cité par M. Phillips (5) a enfoncé le trocart entre la peau et la vessie, dans la couche graisseuse sous-cutanée; mais ces faits sont exceptionnels.

Lorsqu'une rétention a nécessité la ponction de la

(1) Nous en avons observé deux cas, l'un pendant notre internat à Beaujon, l'autre il y a peu de jours chez un malade du service de M. le professeur Nélaton.

(2) *Bull soc. chir.*, t. VIII, p. 420.

(3) *Bull. soc. anat.*, 1833. Séance du 4 juillet.

(4) Richerand. *Bull. soc. chir.*, t. VIII, p. 476.
M. Monod. *Idem*, t. II, p. 854.
M. J.-J. Cazenave. *Gazette médicale*, 1840, p. 108.
M. Chassaignac. *Bull. soc. chir.* t. VIII, 1857-58, p. 474.
M. Chassaignac. *Bull. soc. chir.*, 1852, t. II, p. 359.

(5) Op. cit., p. 464.

vessie et que l'urine ne peut reprendre son cours normal, quelques chirurgiens ont utilisé la fistule hypogastrique pour vaincre l'obstacle (1). Verguin, de Toulon (2); P. Fine, de Genève (3); Howship, en Angleterre (4), ont employé avec succès ce cathétérisme rétrograde.

Plus récemment, MM. Chassaignac (5) et Voillemier (6) ont aussi eu recours à ce moyen.

Voici l'abrégé de l'observation du malade de M. Chassaignac, telle que ce chirurgien l'a donnée dans les *Bulletins de la Société de chirurgie* (VIII, p. 112).

« Delacroix (J.-B.), 64 ans, cordonnier, entré, le 25 août 1844, à la Charité. Nombreuses hémorrhagies antérieures traitées par des injections. Cinq ans auparavant, accidents graves de rétention d'urine. Renouvellement des mêmes accidents il y a deux ans. Le 24 août, rétention d'urine depuis douze heures. Cathétérisme négatif.

« Ponction hypogastrique par M. Gerdy.

« Je me trouve chargé du service.

« J'introduis par l'hypogastre une algalie courbe que je fais pénétrer dans l'urèthre par l'orifice vésical de ce conduit. Employant alors une deuxième sonde métallique introduite par le méat, pendant que la sonde hypogastrique reste en place dans la région prostatique de l'urèthre, je parviens à obtenir le choc des deux instruments, et me guidant sur la sonde hypogastrique que je refoule peu à peu avec le bec de la sonde uréthrale, je

(1) Hunter. Édit. Ricord, p. 323. Note de J. Hunter.
A. Bérard. *Bull. soc. anat.*, 1833, t. VIII, p. 133.

(2) Cité par Chopart. *Maladies des voies urinaires*. Édition de l'*Encyclopédie des sciences médicales*, p. 371.

(3) *Recueil périodique*, 1810, t. XXXIX, p. 154.

(4) *Gazette médicale*, 1838, p. 218.

(5) *Gazette des hôpitaux*, 1844, numéro du 17 septembre.

(6) *Bull. soc. chir.*, t. VIII, p. 97.

conduis celle-ci jusque dans la vessie et je reconstitue le canal. »

Le fait de M. Voillemier est plus complexe :

Il s'agit d'un nommé Boulnois qui, deux mois et demi avant son entrée à l'hôpital Saint-Louis, fit une chute sur le périnée, d'où résulta une rétention d'urine avec impossibilité de cathétérisme. On lui fit alors la ponction hypogastrique ; plus tard, un abcès formé au périnée fut ouvert, mais jamais l'urine ne sortit par ces incisions.

M. Voillemier, malgré des tentatives multipliées, ne parvenant pas à trouver l'orifice postérieur du canal, se décida à agir de la manière suivante :

« J'introduisis par l'ouverture fistuleuse de l'hypogastre une sonde d'argent, dont l'extrémité fut engagée dans le col de la vessie. Je m'assurai qu'elle était dans le canal en cherchant à lui imprimer des mouvements de rotation, car il ne suffisait pas de sentir son extrémité à travers les parois du périnée, sachant qu'une sonde appuyée au-dessus du col de la vessie peut donner la même sensation.

« L'instrument fut alors confié à un aide. Avec un bistouri droit, je pratiquai, dans la direction du raphé, une incision qui, partant de l'orifice fistuleux placé au-dessous des bourses, allait jusqu'à 3 centimètres de l'anus. Les tissus divisés étaient indurés et criaient sous le scalpel comme des tissus de cicatrice. Après avoir pénétré à une profondeur de 3 centimètres et demi, je rencontrai l'extrémité de la sonde que je fis saillir dans la plaie. Un fil, passé dans ses yeux, fut attaché à l'extrémité d'une sonde en gomme qui avait été introduite dans la portion pénienne; rien ne fut plus facile que de conduire celle-ci dans la vessie en retirant la sonde d'argent. »

Cette observation fait bien ressortir l'utilité du cathétérisme rétrograde. Les avantages qu'on peut retirer de la fistule hypogastrique, lorsqu'il s'agit de cure radicale, méritent d'être pris en considération ; dans quelques cas ils contribueront à faire préférer la ponction sus-pubienne à tout autre procédé.

§ IV. — *Ponction intra-pubienne.*

Cette ponction n'a jamais été pratiquée. Proposée par Croyswell et Hancock à la Société médicale de Londres, son manuel opératoire est exposé et apprécié comme suit dans les *Archives générales de médecine* (1) :

« Le malade, placé debout et appuyé contre un mur, on fait aux téguments une incision d'un pouce de long. On introduit vers le tiers supérieur de l'incision un trocart à hydrocèle qu'on pousse en bas et en arrière. On place ensuite un bout de sonde qu'on assujettit convenablement.

« Cette opération, qui n'a jamais été faite sur le vivant présente, au dire des auteurs, de grands avantages ; d'abord la plus grande facilité d'arriver dans la vessie, l'absence de tout danger, » etc., etc. « Enfin, elle a tous les avantages qu'une théorie complaisante peut prêter à une opération qui n'a jamais été faite. »

§ V. — *Ponction sous-pubienne.*

Son auteur, M. Voillemier, exposait ainsi à l'Académie (2) la manière de la pratiquer :

« Debout, à la droite du malade, je commence par

(1) *Archives gén. de méd.*, 1854, t. IV, 5e série, p. 243.
(2) Séance du 10 novembre 1863.

reconnaître avec l'indicateur de la main droite le ligament suspenseur, et, avec la main gauche, j'enfonce à côté de ce ligament un trocart courbe, de manière à contourner le pubis; pendant ce mouvement, je soutiens et je dirige l'instrument avec la main droite, pour éviter toute échappée. Ce temps de l'opération exige une certaine attention. Si on ne se rend pas bien compte du plan incliné que présente la face antérieure du pubis et la position assez profonde de son bord inférieur, on s'expose à basculer trop tôt le trocart, dont la pointe rencontrerait les os. Une fois dans la vessie, la canule, débarrassée du poinçon, est bouchée et fixée. »

Cette opération a été pratiquée avec succès par M. Voillemier, le 14 octobre 1863, à l'hôpital Saint-Louis. La plaie du trocart fut cicatrisée en 48 heures. Un mois après environ, il ne restait d'autre trace de la ponction qu'un cordon fibreux indiquant la route suivie par l'instrument.

M. Voillemier revendique pour son procédé les avantages suivants. Le péritoine ne peut être atteint, les lésions de cette membrane, consécutives au séjour de la canule, ne sont pas à redouter, comme dans la ponction hypogastrique. La fixité du point ponctionné et l'évacuation facile de l'urine écartent tout danger d'infiltration urineuses. Enfin s'il s'établit des adhérences de la vessie avec les organes voisins, à la suite de la ponction, ces adhérences sont sans inconvénient.

M. Ségalas, au nom d'une commission dont il faisait partie avec MM. Huguier et Ricord, disait, en terminant son rapport à l'Académie de médecine (séance du 25 octobre 1864). et après avoir fait ressortir les avantages de cette opération (1) :

(1) *Archives gén. de méd.*, t. LXIV, p. 737.

« On voit donc que la ponction sous-pubienne présente à plusieurs égards des avantages sur les autres ponctions. Aussi nous empressons-nous de déclarer que sa conception, ingénieuse sans conteste, nous paraît être heureuse. Toutefois, nous doutons que cette opération soit de sitôt adoptée dans la pratique générale, à cause des difficultés de son application pour les mains peu exercées. Peut-être aussi les chirurgiens habitués aux opérations hésiteront-ils à recourir à la nouvelle ponction avant que des faits nombreux aient prouvé l'innocuité de la blessure du plexus veineux que traverse l'instrument. »

Nous ajouterons que ce procédé ne saurait remplacer la ponction hypogastrique dans tous les cas. Bien que l'exécution de la ponction sous-pubienne soit en général assez facile (comme nous l'a prouvé l'expérimentation sur le cadavre), nous croyons que le chirurgien préférera attaquer la vessie au-dessus du pubis, lorsqu'il soupçonnera une tumeur volumineuse de la prostate, ou qu'il sera conduit à créer une voie artificielle à l'urine dans les rétentions produites par un traumatisme du périnée ou de l'urèthre. Or, n'est-ce pas dans ces circonstances que la ponction de la vessie est le plus souvent pratiquée ?

CONCLUSIONS.

Indications de la ponction vésicale et de l'uréthrotomie interne.

Nous avons vu plus haut que le cathétérisme est la base de toute intervention chirurgicale dans la rétention d'urine, au point de vue du diagnostic et du traitement.

Qu'il s'agisse d'une rétention d'urine produite par un rétrécissement de l'urèthre, par une affection de la prostate, etc., le cathétérisme pratiqué avec les sondes, les bougies, permettra le plus souvent de mettre fin aux accidents produits par l'accumulation de l'urine dans la vessie.

Mais il est des cas où le chirurgien devra renoncer à ce moyen.

Nous ne reviendrons pas sur les rétrécissements infranchissables ; mentionnons encore : les tumeurs volumineuses de la prostate (1), les abcès de cette glande (2), les fausses routes uréthrales (3), prostatiques (4), les contusions de l'urèthre (5), les ruptures de ce conduit (6), etc.,

(1) M. Monod. *Bull. soc. chir.*, 1851, t. II, p. 354.
M. Chassaignac. *Loc. cit.*, p. 359.
(2) Vidal. *Annales de la chirurgie française*, t. III, p. 6.
(3) M. Sédillot. *Gazette médicale*, 1854, p. 50 et 51.
(4) Wolf, in *Revue médicale*, 1841, t. II, p. 344.
Chopart. *Maladies des voies urinaires*, t. II, p. 426.
Surmay. *in* Dodeuil. Thèse de Paris, 1866, p. 93
(5) Journal de Desault, t. II, p. 295.
Magnan *in Bibliothèque médicale*, t. LXVIII, p. 81.
Syme. *Archives gén. de méd.*, 1858, t. II, p. 94.
Civiale. *Traité pratique*, 1855, t. I, p. 647.
(6) M. Huguier. *Bull. soc. chir.*, 1853, t. III, p. 514.
M. Gosselin. *Gazette des hôpitaux*, 1859, p. 193.
Civiale. Op. cit., t. I, p. 646.
MM. Jamain et Richet. *Gazette des hôpitaux*, 1859, p. 438.

qui, dans quelques circonstances, peuvent rendre impossible l'évacuation de l'urine par les voies naturelles.

Il existe dans la science trop de faits analogues, pour qu'il soit nécessaire d'insister sur ce point.

Lorsque le cathétérisme ne peut être employé, ou lorsqu'il échoue, l'intervention chirurgicale tire quelquefois des indications importantes de la cause (1) de la rétention, ou d'une complication spéciale : ainsi, lorsqu'il existe un calcul vésico-prostatique, un corps étranger; ainsi lorsqu'un épanchement d'urine considérable s'est produit à la suite d'une rupture de l'urèthre.

Dans ces rétentions d'urine, l'extraction du calcul, du corps étranger, des incisions au périnée (2), remplissent les indications urgentes. Mais dans le plus grand nombre des cas, l'évacuation de l'urine réclamera l'une des opérations plus régulières que nous avons étudiées.

Quelle sera donc la conduite du chirurgien en présence d'un malade atteint de rétention d'urine, lorsque le cathétérisme a échoué, que le diagnostic ne fournit aucune indication spéciale, lorsqu'enfin le cas est urgent ?

(1) Atrésie congénitale ou acquise du prépuce. J.-L. Petit. Op. cit., p. 692 et 753.
Absence du méat. Rousse. *Gazette des hôpitaux*, 1840, n° 84.
Occlusion du méat par la membrane-hymen. Toler. *Gazette médicale*, 1853.
Collection purulente comprimant l'urèthre. Huguier *in* thèse citée. Brault, p. 33.
Constriction de la verge par un lien. Lorey *in Revue medicale*, t. II, 1837, p. 79, ponctionna au périnée la vessie d'un jeune garçon pour un fait de ce genre; n'eût-il pas été préférable de lever la stricture et de pratiquer le cathétérisme? C'est ce que fit un chirurgien dont parle J.-L. Petit. Op. cit., p. 691. — *Idem*. M. Chassaignac. *Bull. soc. chir.*, 1861, p. 236.

(2) M. Demarquay. *Bull. soc. chir.*, 1859, t. VIII, p. 76.
M. Gosselin. *Gazette des hôpitaux*, 1859, p. 193.
M. Pinjon. *Annales de la chirurgie française*, t. III, p. 376.

Nous n'avons pas à discuter de nouveau le cathétérisme forcé ni la boutonnière. Nous avons vu les dangers et les inconvénients de ces opérations, les applications restreintes de l'incision uréthrale externe (corps étrangers, hypospadias artificiel); nous n'y reviendrons pas. Notre tâche se limite alors ; nous devons chercher à poser les indications de la ponction de la vessie et de l'uréthrotomie interne.

Boyer (1), dans le chapitre qu'il consacre à la rétention d'urine causée par la tuméfaction de la prostate, dit : « Dans ces cas, si toutes les tentatives de cathétérisme, faites avec la circonspection convenable, sont inutiles, il ne reste plus d'autre ressource que la ponction de la vessie au-dessus du pubis. »

A propos des rétrécissements uréthraux, il conseille le cathétérisme forcé et admet la ponction de la vessie : « quand les accidents de la rétention sont très-urgents et que le cathétérisme (forcé) est absolument impossible : ce cas est extrêmement rare (2), il ne s'est jamais présenté à moi » (*loc. cit.*, p. 239).

Roux (3): « Il n'est presque point de circonstances dans lesquelles un chirurgien habile et exercé à sonder ne puisse pénétrer dans la vessie. Après dix années d'exercice comme chirurgien en chef de l'Hôtel-Dieu de Paris, l'homme célèbre que je viens de nommer (Desault) n'avait rencontré qu'un seul cas où cette opération lui avait paru indiquée d'une manière urgente et ne l'avait encore pratiquée que dans cette seule circonstance. Depuis trente ans

(1) Op. cit., t. IX, p. 197.

(2) Et cependant Boyer, *loc. cit.* p. 232, admet qu'il est des rétrécissements infranchissables, même aux sondes les plus pointues.

(3) Dictionnaire en 30 volumes, t. XXVII, p. 510.

que je pratique, il ne m'est point encore arrivé d'avoir recours à la ponction de la vessie. »

M. Sédillot (1) est plus explicite : « Les seules ressources du chirurgien dans les cas de strangurie (rétention d'urine complète) sont le cathétérisme forcé, la boutonnière et les diverses méthodes de ponction par le périnée, l'abdomen ou le rectum. La boutonnière s'applique à des conditions spéciales, telles qu'une déchirure aux infiltrations, un rétrécissement insurmontable, etc... » Le cathétérisme forcé est pour M. Sédillot très-périlleux et la ponction hypogastrique préférable à tout autre procédé. Il ajoute : « J'ai pratiqué sept ou huit fois la ponction vésicale sus-pubienne, et je n'hésite pas à déclarer que c'est une opération très-simple, très-efficace et très-innocente. »

Gerdy (2) pense qu'il est une cause qui rend les rétrécissements infranchissables. « Cette cause réside dans l'inflammation ou la congestion qui gonfle les parois du canal ou le tissu morbide et qui obstrue momentanément le passage. Au lieu de lutter à plusieurs reprises contre cet obstacle et de fatiguer le canal par des tentatives répétées, M. Gerdy abandonne le rétrécissement à lui-même et s'adresse uniquement à la rétention d'urine ; pour cela il fait la ponction de la vessie, etc.

« Cette ponction est par elle-même tout à fait innocente et n'entraîne point d'inconvénients ; c'est au contraire un palliatif puissant. M. Gerdy y a déjà eu recours un certain nombre de fois et il a toujours eu à s'en louer. »

En 1858, lors d'une discussion à la Société de chirurgie

(1) Op. cit., t. III, p. 533.
(2) *Bull. soc. chir.* t. V, p. 416.

sur cette opération (1), Lenoir est frappé de la facilité avec laquelle certains chirurgiens se décident à pratiquer la ponction de la vessie. Quant à lui, depuis vingt ans qu'il est attaché aux hôpitaux, il n'a eu que deux fois recours à cette opération, qu'il considère comme une ressource extrême et qu'il réserve exclusivement pour les cas où *la rupture de la vessie* lui paraît imminente, etc.

Malgaigne, de même que Gerdy, est persuadé de l'innocuité de la ponction vésicale. « Je commence donc, dit-il, par essayer le cathétérisme sans même insister trop longtemps sur ces essais, de peur d'irriter l'urèthre, et je passe immédiatement à la ponction de la vessie, etc. » (2).

M. Nélaton considère la ponction de la vessie comme une opération des plus sérieuses, mais l'admet « lorsque l'on ne peut faire pénétrer une sonde même du plus petit calibre et que la rétention d'urine est complète » (3).

Dans son Traité pratique sur les maladies des organes génito-urinaires (1858), M. Civiale ne parle de la ponction vésicale qu'à l'occasion des traumatismes graves de l'urèthre (4).

Enfin M. Phillips (5) admet que « lorsqu'on s'est abstenu de ces manœuvres violentes (cathétérisme), lorsque surtout on a agi en temps opportun, la ponction sus-pubienne est, de tous les procédés, le plus facile à exécuter et le plus assuré dans ses résultats; la pratique de M. le pro-

(1) *Bull. soc. chir.*, t. VIII, p. 477.
(2) Malgaigne. *Médecine opératoire*, 1861, p. 707.
(3) *Pathologie chirurgicale*, t. V, p. 438.
(4) Op. cit., t. I, p. 646.
(5) Op. cit., p. 462.

fesseur Malgaigne en a donné de nombreuses preuves. »

Les causes heureusement peu nombreuses qui peuvent rendre cette opération indispensable sont, d'après M. Phillips :

« 1° Les ruptures de l'urèthre par de violentes contusions sur le périnée ;

« 2° Les plaies du périnée qui s'étendent jusqu'aux parois de l'urèthre ;

« 3° La compression de l'urèthre par des tumeurs dures et qui ne se laissent pas déplacer. »

Enfin les cas de rétention d'urine déjà anciens, compliqués d'infiltration urineuse, lorsque d'inutiles essais de cathétérisme ont fait des fausses routes par l'urèthre (*loc. cit.*, p. 460).

Ces quelques citations, et il serait facile de les multiplier, sont peu concluantes.

Parmi les auteurs que nous citons, les uns se contentent d'apprécier la gravité de la ponction vésicale, d'autres cherchent des indications dans les circonstances anatomiques de la rétention d'urine, d'autres enfin dans l'urgence seule de l'évacuation de la vessie.

Il ne faut pas oublier que si Desault, Boyer, Roux, Lenoir, ont rarement eu recours à la ponction vésicale, c'est qu'ils pratiquaient le cathétérisme forcé.

« M. Leroy, à plusieurs reprises, dit M. Phillips (1), a montré aux praticiens l'importance de cette question (des rétrécissements infranchissables), et il a rendu un grand service à cette partie de la pratique chirurgicale en expliquant les causes qui s'opposent au passage des bougies, et en diminuant beaucoup, par cette démonstration, le

(1) Op. cit., p. 194.

nombre des rétrécissements dits *infranchissables*. Grâce à ce progrès, des malades ont été guéris par la seule dilatation qui auraient dû subir des opérations dangereuses, et d'autres ont été soustraits aux angoisses de la rétention d'urine, sans subir les épreuves du cathétérisme, exécuté chirurgicalement, *secundum artem*.»

Mais si, sans aucun doute, les connaissances plus précises des obstacles uréthraux et des causes diverses de la rétention d'urine ont rendu plus rare l'emploi des moyens extrêmes; si l'on est loin du temps où Colot conseillait d'entretenir une «ouverture au périnée pour y fixer une canule,» dans les cas de paralysie de la vessie, et « s'il n'y a guère lieu de s'en plaindre » (1), l'on ne saurait nier que la ponction vésicale soit une opération nécessaire dans quelques cas. Nous en avons donné des exemples; l'étude clinique de la rétention d'urine prouve que l'on peut répéter ces paroles du fameux Delpech (2):

« Cette ressource ne doit, sans doute, jamais être préférée au rétablissement le plus prompt des voies naturelles, toutes les fois que la chose est possible, mais il faut manquer de bonne foi pour soutenir que la ponction de la vessie n'est jamais utile ou nécessaire, et il y aurait de l'inhumanité à s'exposer à la rupture de la vessie ou bien à une inflammation dangereuse, plutôt que de recourir à un moyen que l'orgueil a fait regarder comme honteux. »

La ponction vésicale, nous l'avons vu, est une opération facile, surtout lorsqu'on la pratique au-dessus du pubis. Bien moins grave que ne semblent l'admettre quelques chirurgiens, elle soulage rapidement le malade, et permet d'agir plus tard, en vue de la cure radicale, dans des conditions bien préférables.

(1) A. Verneuil. *Archives gén. de méd.*, t. X, 5e série, 1857, p. 333.
(2) *Précis des maladies réputées chirurgicales*, 1816, t. II, p. 263.

La ponction ne trouvera pas seulement des indications dans les rétentions d'urine produites par tel ou tel obstacle, comme dans les rétentions qui résultent d'un traumatisme, ou de la compression de l'urèthre par une tumeur solide, mais on la pratiquera toutes les fois que l'évacuation par les voies naturelles aura échoué.

On peut dire d'un grand nombre de rétentions d'urine par obstacle ce que M. Verneuil (1) formule pour celles qui sont la conséquence d'un rétrécissement de l'urèthre :

« Si le rétrécissement est la cause première de la rétention, réciproquement celle-ci, dès qu'elle devient complète, contribue souvent à rendre imperméables et infranchissables des coarctations qui laissaient, quelques jours auparavant, passer et un filet d'urine, et quelque menue bougie. Dans ces circonstances, la ponction vésicale rend des services importants. »

Dans les rétentions d'urine qui se produisent immédiatement après une contusion violente du périnée, la ponction vésicale est acceptée par le plus grand nombre des chirurgiens. « Dans ces cas, tout est vague, dit M. Civiale (2), la confusion est souvent extrême. Il n'y a point de précepte absolu à tracer. La seule chose qu'il ne faille pas oublier, c'est la réserve dans les tentatives de cathétérisme; car, pour peu qu'on ait recours à la violence, on accroît les désordres. Si l'urine s'amasse dans la vessie, on n'hésitera pas à pratiquer la ponction hypogastrique comme moyen extrême.»

L'évacuation de l'urine par une voie artificielle présente

(1) *Archives gén. de méd.*, *loc. cit.*, p. 333.
(2) Civiale. Op. cit., t. I, p. 646.

alors de sérieux avantages, en prévenant l'infiltration urineuse, qui trouve dans le traumatisme un chemin facile. En admettant que le cathétérisme ait réussi, la crainte d'échouer dans une seconde tentative (1), la crainte de l'infiltration d'urine, engageront le chirurgien à laisser une sonde à demeure, méthode qui n'est pas toujours suffisante, ni exempte de danger (2).

Bien que A. Cooper (3) se félicite de l'emploi de la sonde à demeure dans un cas de fracture du bassin compliquée de traumatisme des voies urinaires et de rétention d'urine, on ne retire pas toujours les mêmes avantages de cette méthode lorsque l'urèthre est contus. Dans deux faits analogues à celui de Cooper, observés dans le service de M. le professeur Gosselin (4), des uréthrites purulentes obligèrent ce chirurgien à retirer la sonde. Il n'est pas nécessaire d'insister sur la cause de cet accident ni sur ses inconvénients. M. Gosselin est d'avis (5) qu'il est préférable de ponctionner la vessie dès qu'on a la certitude que l'urèthre est déchiré, bien que le cathétérisme soit possible. L'impossibilité et les dangers de la sonde à demeure, dans ces circonstances, sont en effet un argument puissant en faveur de l'évacuation de l'urine par une voie artificielle.

La ponction vésicale trouve ainsi des indications, non-

(1) Demarquay. *Bull. soc. chir.*, 1857, t. VIII, p. 76.

(2) Percy. Rapport à l'Institut, 1822, ch. 2.
Mercier. Mémoire sur les ulcérations de l'urèthre, in *Journal des Connaissances médico-chirurgicales*, 1840.
M. Verneuil. Rapport sur un travail de M. Arlaud. *Bull. soc. chir.*, 1857, p. 32 et suiv.
Boyer. Op. cit., 1824, t. IX, p. 240.

(3) *Œuvres chirurgicales*. Édit. Chassaignac et Richelot, p. 133.

(4) Regnault. Thèse de Paris, 1863 ; observations 5 et 6, p. 25 et 27.

(5) Regnault. *Loc. cit.*, p. 40.

seulement dans l'impossibilité du cathétérisme, mais encore dans des conditions spéciales de la rétention d'urine.

En dehors des traumatismes, il n'est pas douteux que la ponction ne réponde à des indications en tout semblables ; nous ne ferons qu'indiquer ici les suppurations profondes de l'urèthre, de la prostate. Dans les faits de ce genre, la sonde à demeure présente les mêmes inconvénients que dans les traumatismes ; l'ouverture d'une collection purulente dans l'urèthre fait courir au malade les mêmes dangers d'infiltration urineuse (1).

Le cathétérisme forcé et la boutonnière étant exclus, la ponction vésicale, d'une manière générale (abstraction faite d'indications ou de contre-indications spéciales), est la seule ressource applicable à la rétention d'urine par obstacle lorsque cet obstacle ne peut être franchi par la sonde.

Que la rétention soit complète ou incomplète, si l'évacuation de la vessie est jugée nécessaire, c'est la seule opération à tenter dans les cas d'obstacles situés à la partie profonde de l'urèthre, au col vésical.

Lorsque la rétention est le fait d'un rétrécissement de l'urèthre, est-il permis de poser une règle aussi absolue ? Nous ne le pensons pas.

Il est des rétentions d'urine plus ou moins complètes, avec ou sans fistule urinaire, qui peuvent rendre nécessaire l'uréthrotomie externe sans conducteur. Nous n'avons pas à parler de ces faits, ils appartiennent bien plus à la cure radicale des obstacles uréthraux qu'au sujet qui nous occupe ; mais parmi les rétentions d'urine qui

(1) Vidal. *Annales de la chirurgie française*, t. III, p. 10.

ne permettent pas de différer l'intervention chirurgicale, il faut établir une distinction.

Nous avons vu qu'il est des rétrécissements absolument infranchissables, que d'autres peuvent être franchis seulement par une fine bougie.

La ponction vésicale rendra des services importants dans le premier cas : doit-on encore y recourir lorsque la bougie a franchi l'obstacle sans permettre au chirurgien d'éloigner par son moyen les dangers de la rétention ?

« Certains rétrécissements très-anciens, dit M. Phillips, ont une telle dureté qu'ils étreignent la bougie et qu'ils empêchent la sortie de la plus petite quantité d'urine. La ponction de la vessie devient alors nécessaire, malgré la présence d'une petite bougie dans l'urèthre » (1).

Tous les chirurgiens ne partagent pas cette opinion : nous avons vu M. Dolbeau utiliser la bougie introduite, s'en servir de conducteur, et pratiquer l'uréthrotomie interne (2).

Entre ces deux méthodes, il est difficile peut-être de se prononcer.

M. Dolbeau (3) dit à ce sujet :

« Entre la ponction de la vessie et l'uréthrotomie interne, il est difficile de déterminer quelle doit être la préférence du chirurgien. La gravité de la ponction hypogastrique est une des questions les plus controversées : pour les uns, c'est une opération innocente ; pour les autres, elle présenterait un grand nombre d'inconvénients et même de dangers. Nous ne pouvons donc pas prendre

(1) Op. cit., p. 437.

(2) M. Dolbeau a donné trois nouvelles observations où cette méthode a été suivie avec succès. *Gazette des hôpitaux*, 1865, p. 315. Société de chirurgie.

(3) *Bulletin de thérapeutique*, t. LX, 1861, p. 263.

pour règle de conduite la gravité relative des deux opérations. Pour nous, voici les raisons qui nous font préférer l'uréthrotomie interne : en ponctionnant la vessie, on remplit une indication d'urgence; mais il reste toujours l'angustie du canal. Certes, l'évacuation de l'urine permet de gagner du temps et de triompher du rétrécissement par des moyens plus doux ; mais à cela on peut répondre que ce sont deux opérations pour une, et qu'il est préférable de pénétrer dans la vessie par les voies narelles, etc. »

Si l'on veut comparer maintenant deux relevés statistiques, si l'on prend celui de Mondières (1) pour la ponction vésicale, et, pour l'uréthrotomie, celui que récemment encore M. le Dr Perrin (2) présentait à la Société de chirurgie, on verra qu'au point de vue de la gravité la ponction de la vessie semble laisser bien en arrière l'uréthrotomie interne. En effet, sur 92 cas de ponction par divers procédés réunis par Mondières, 8 furent suivis de mort, tandis que les 163 uréthrotomies de M. Perrin ne donnent que 5 morts. Mais peut-on comparer, au moyen de ces chiffres, les résultats de ces deux opérations, et se baser sur cette comparaison pour choisir l'uréthrotomie plutôt que la ponction ? Nullement.

En effet, il est évident que le plus grand nombre des observations sur lesquelles repose le relevé de M. Perrin se rapporte à l'uréthrototomie pratiquée en dehors des accidents aigus de la rétention d'urine et dans des conditions bien différentes de celles qui réclament la ponction vésicale.

« En analysant les faits (92 observations de ponction)

(1) *Revue médicale*, avril 1841, t. II, p. 11.

(2) Séance du 12 juillet. *Gazette des hôpitaux*, 1865, p. 343.

sur lesquels repose ce travail, dit Mondières (1), nous verrons que, dans plus de la moitié de ces mêmes faits, la ponction a été nécessitée non pour des rétrécissements ordinaires de l'urèthre, mais bien pour des contusions, des ruptures et des inflammations de ce canal, etc. »

C'est pour ce motif que nous ne ferons aucun rapprochement entre les deux relevés statistiques que nous avons cités. Les seuls chiffres admissibles seraient ceux des résultats fournis par la ponction vésicale et l'uréthrotomie dans des cas analogues; il n'est pas en notre pouvoir d'établir cette comparaison.

Si la gravité de la ponction hypogastrique est controversée, comme le dit M. Dolbeau, c'est que l'on ne tient pas un compte suffisant des circonstances diverses où elle est pratiquée.

Mais de ce que la ponction hypogastrique, faite en temps opportun, est une opération plus innocente qu'on ne le croit généralement, faut-il repousser l'uréthrotomie interne ? Loin de là.

« Tous les chirurgiens ne sont-ils pas d'accord aujourd'hui que c'est une opération très-utile, indispensable dans certains cas ? » (2)

Dans un discours à la Société de chirurgie, M. Dolbeau (3) formulait sur l'uréthrotomie des conclusions qui doivent certainement être en rapport avec l'opinion de la plupart des chirurgiens. Après avoir posé les indications de cette opération dans le traitement des obstacles uréthraux, il ajoutait : « L'uréthrotomie pratiquée d'avant en

(1) Mémoire sur la ponction vésicale, *loc. cit.*, p. 8.

(2) P. Tillaux. Résumé de la discussion de la Société de chirurgie sur l'uréthrotomie interne, in *Bulletin de thérapeutique*, 1865, p. 176.

(3) *Gazette des hôpitaux*, 1865, p. 315.

arrière peut constituer une opération d'urgence parfaitement apte à remédier à la rétention d'urine consécutive à un rétrécissement de l'urèthre. »

Cette conclusion du chirurgien distingué que nous venons de citer est en tout admissible.

L'uréthrotomie, admise comme opération (1), trouve dans quelques cas de rétention d'urine des indications bien suffisantes, et ce n'est pas seulement la crainte de la ponction vésicale qui doit la faire accepter par le chirurgien.

Étant donné un malade atteint d'un rétrécissement ancien chez lequel la dilatation n'a pu prévenir les accidents de la rétention d'urine, l'uréthrotomie aura dans l'ancienneté de l'affection, dans l'insuccès de la dilatation, des indications précises. Les accidents de la rétention d'urine rendront urgente alors une opération qui n'était qu'imminente. De ce cas type aux autres cas qui peuvent se présenter, il n'y a pas loin.

En outre, la ponction vésicale ne dispense pas toujours de l'uréthrotomie (2). Si, après la ponction, la dilatation est insuffisante ou dangereuse, il faudra pratiquer la section de la stricture; le chirurgien aura ainsi multiplié les opérations lorsqu'il eût pu l'éviter par une uréthrotomie immédiate. Un seul argument pourrait être invoqué, dans les cas de ce genre, en faveur de la ponction hypogastrique, c'est la possibilité de l'uréthrotomie rétrograde après l'évacuatien de la vessie. Devant les dangers de la rétention d'urine, une telle recherche chirurgicale n'a rien de sérieux.

(1) Voir la discussion de la Société de chirurgie, la statistique de M. Perrin, les discours de MM. Perrin, Dolbeau, Guérin, Voillemier, Desormeaux, Follin.

(2) Voir p. 19 l'observation de M. Phillips.

Ainsi donc, la possibilité de l'uréthrotomie (urèthre perméable à un conducteur) dans une rétention par rétrécissement de l'urèthre nous paraît contre-indiquer la ponction vésicale. La ponction hypogastrique sera réservée aux cas où ce moyen n'est pas applicable.

A quel moment le chirurgien sera-t-il conduit à pratiquer la ponction vésicale, l'uréthrotomie interne ?

Cette limite, où il est imprudent de différer l'opération, n'est précisée par aucun des auteurs que nous avons pu consulter. Comment reconnaître que la vessie est menacée de rupture ? Est-ce le volume de la vessie ; est-ce la durée de la rétention qui avertira le chirurgien ? Il y a sur ce point, dans la science, un désidératum que nous n'essayerons même pas de combler. Comme le dit M. Ch. Horion (1) dans son ouvrage sur les rétentions d'urine, cette limite de prudence « dépendra un peu des cas particuliers et des effets de la rétention sur l'économie. »

Une foule d'éléments divers méritent alors d'être pris en considération : la cause, l'ancienneté des accidents, les complications, l'intensité des symptômes généraux, etc.

Nous l'avons dit plus haut : lorsqu'un obstacle rend l'évacuation de l'urine impossible par les moyens ordinaires, que cette évacuation est jugée nécessaire, l'obstacle est *cliniquement* infranchissable, si l'on peut dire, et les moyens extrêmes sont indiqués ; c'est alors que le chirurgien doit pratiquer la ponction vésicale, l'uréthrotomie interne.

(1) Op. cit., p. 217.

TABLE DES MATIÈRES

A. PARENT, imprimeur de la Faculté de Médecine, rue Mr-le-Prince, 31.

www.ingramcontent.com/pod-product-compliance
Ingram Content Group UK Ltd.
Pitfield, Milton Keynes, MK11 3LW, UK
UKHW020344180726
13839UKWH00002B/896

9 782329 155425